# L'AMIRAL DE BRETAGNE,

roman inédit,

PAR

**ERNEST MESNARD.**

TOME SECOND.



PARIS,
W. COQUEBERT, ÉDITEUR,
48, RUE JACOB.

1842.

# L'AMIRAL DE BRETAGNE.

PARIS. — IMPRIMERIE COSSON, RUE SAINT-GERMAIN-DES-PRÉS, 9.

# L'AMIRAL DE BRETAGNE,

ROMAN INÉDIT,

PAR

***ERNEST MENARD.***

TOME DEUXIÈME.



PARIS,
W. COQUEBERT, ÉDITEUR,
48, RUE JACOB.

1842.

# XII.

Le lever du jour trouva Hervé endormi sur le rocher où Becq-Meilh l'avait jeté. Le ciel était sombre et chargé de nuages, qui s'accumulaient à l'orient. Une brume épaisse étendait ses voiles humides sur la mer dont le tumulte des vagues accusait l'agitation. Sortant du sein du brouillard, ce bruit imposant, produit d'une cause invisible, était d'un effet merveilleux. La marée avait délaissé une assez grande étendue de rochers noirs, couverts d'une mousse luisante et de longues touffes de goëmon. Des huîtres, des moules, des patelles et d'autres coquillages, aux écailles diverses, se montraient çà et là sur ce banc d'écueils à fleur d'eau, à côté de poissons morts, de polypes informes, de ces débris bizarres de choses inconnues que les vagues laissent après elles.

Le jusant avait cessé, le flot ne montait pas encore : la mer étale, agitée dans ses profondeurs, semblait rassembler ses forces pour fournir une nouvelle carrière avec l'ardeur infatigable qu'elle met à s'élancer contre les bornes immuables que le ciel lui a marquées, comme si, se rappelant toujours qu'elle les a franchies déjà, elle voulait chaque fois courir à un autre déluge.

L'air pénétrant du matin et l'âpre contact du roc tirèrent enfin Hervé du sommeil profond que le narcotique lui avait causé. Son réveil ne se manifesta d'abord que par la sensation cruelle d'un engourdissement général dans les membres et de douleurs sourdes comme celles que l'on éprouve après une chute violente. Il étendit les bras sans les sentir à peine, se retourna péniblement sur la couche de cailloux qui lui meurtrissait le corps; ses yeux appesantis s'entr'ouvrirent sans rien distinguer. Un bandeau de feu semblait serrer son front, dont les artères battaient avec une dureté fiévreuse; les tintemens de ses oreilles imitaient le bruit des flots auxquels ils se confondaient.

Hervé resta quelque temps dans un état de prostration absolue. Enfin la douleur acheva son réveil, il se leva à demi, passa la main sur ses yeux et les promena lourdement à ses côtés. Les brûmes marines et les rochers, au milieu desquels sa vie était comme encadrée, formaient encore son horizon ; les mugissemens des vagues, qui berçaient ordinairement son sommeil, retentissaient autour de lui.

Le premier signe de son retour à la vie fut de toucher ses jambes : elles n'avaient plus de fers... Cela le troubla étrangement ; appuyant la main sur son front brûlant, il essaya de réfléchir, mais sa tête était un chaos où mille pensées sans suite se croisaient confusément. Il se leva avec effort ; ses jambes engourdies le soutenaient à peine, un appui lui fut nécessaire. Dans cette position, Hervé sentit plus vivement la pesanteur de sa tête, la raideur de ses membres meurtris et brisés. Il en attribua la cause à son naufrage, car ce fait était le seul dont le souvenir lui restât. Le reste n'avait pas laissé d'autre trace dans son esprit que les vains prestiges d'un songe.

La brume compacte qui l'entourait formait comme une muraille dans l'enceinte de laquelle ses regards étaient resserrés. Au delà tout était mystère. Il prêta l'oreille pour écouter de quel côté venaient les vagues, et tressaillit, leva la tête dans un étonnement plein d'effroi... Le ressac semblait l'entourer! L'inquiétude lui rendit ses forces, il s'élança sur le rocher, il en fit vingt fois le tour, et partout la mer lui montra son front menaçant.

Un désespoir muet s'empara du jeune maître; il demeura debout, immobile, consterné, l'œil fixé sur le rocher qui le séparait du monde, qui devait être son tombeau, car la marée qui montait lui enlevait tout espoir, sa mort était inévitable!

Hervé avait maintes fois affronté la tempête, il avait guidé son navire à travers les gouffres sans fond et les collines bondissantes de l'océan irrité ; il avait contemplé avec un calme sublime les impétueuses rafales devant lesquelles tout s'humiliait ; il avait combattu les élémens, il avait bravé leur fureur sans jamais changer de visage, sans éprouver la moindre crainte en présence d'une perte prochaine; mais comme un vaillant soldat qui s'élance dans la mêlée sans compter ceux qu'il va combattre, alors il avait du moins la gloire d'une lutte à soutenir, il ne se rendait pas sans avoir défendu sa vie, il tenait tête à ces adversaires gigantesques jusqu'à ce qu'ils l'eussent accablé ou qu'il eût triomphé d'eux!...

Ici la mort se présentait sous l'aspect le plus affreux, elle n'avait rien de ce qui aide à en supporter l'approche; elle était obscure, ignorée, fatale; aucune chance de s'y soustraire, aucune illusion ne restait au malheureux. Comme le condamné, qui compte en palpitant chaque minute qui doit s'écouler avant l'heure de son supplice, il était destiné à suivre avec angoisse les progrès du flot, à voir chaque pointe de rocher disparaître successivement, l'espace diminuer par degrés, se rétrécir et se fermer autour de lui, puis la mer baigner ses pieds, les couvrir et le submerger.... C'était une pensée horrible, le plus fier courage y eût succombé!

Hervé se laissa tomber à la place où il se trouvait, l'abattement lui tint lieu de résignation, il croisa les bras et attendit passivement que sa destinée s'accomplît.

Cependant ses yeux éteints prirent tout-à-coup une expression animée... ses vêtemens n'étaient plus les mêmes..... un habillement de drap bleu garni de boutons brillans avait remplacé son gilet et ses culottes de toile. Une surprise sans égale se peignit sur ses traits ; portant machinalement la main à ses poches, il en retira la bourse en filet de soie, à demi-pleine de pièces d'or, que Becq-Meilh lui avait donnée. En la considérant il doutait du témoignage de ses sens, son esprit se livra à d'étranges aberrations, ne pouvant pas s'expliquer comment ses souvenirs confus, bizarre création d'un rêve, se trouvaient réalisés; les nombreux récits d'aventures surnaturelles arrivées à des marins lui revinrent à la mémoire, il crut que les prestiges qui l'entouraient étaient produits par les démons de la mer qui l'avaient choisi pour victime.

En s'arrêtant à cette pensée, Hervé suivait l'inspiration de son siècle et plus particulièrement l'esprit de sa profession, car les navigateurs ont montré de tout temps un grand penchant au merveilleux. Rien n'est plus propre, en effet, à ouvrir l'âme aux croyances superstitieuses, que cette vie de hasards et de périls passée au sein des grandeurs et des prodiges de la mer; que cet isolement inouï de quelques hommes audacieux se frayant un chemin à travers ses plaines mobiles, sépulture toujours ouverte, toujours avide d'une nouvelle proie; enfin, il n'est rien qui doive plus inspirer à l'homme le sentiment de sa faiblesse que la contemplation des cieux et des flots infinis, spectacle imposant devant lequel la science, la force et la raison se prosternent.

Hervé, doué d'une intelligence supérieure à celle de la plupart des gens de son état, n'était pas cependant à l'abri de leurs préjugés. Souvent, dans les longs quarts de nuit, durant lesquels le marin, livré à lui-même, arpente solitairement le pont de son navire, il avait observé des phénomènes prodigieux qu'il attribuait, faute d'y trouver une meilleure explication, à des causes surnaturelles. Il était persuadé que les profondeurs de la mer, les grèves désertes et les rochers, étaient peuplés d'une foule de démons malfaisans dont l'ardente malignité s'exerçait continuellement sur les intrépides marins qui parcouraient leurs domaines.

Sous l'empire de ces croyances et de la perturbation que le narcotique avait laissé dans son esprit, se croire tombé en leur pouvoir dut être sa première pensée. A peine conçue, il en ressentit l'influence. Un doux murmure échappé de la bouche d'une femme se fit entendre à son côté. Hervé frissonna ; une sueur froide couvrit son front, il porta les mains à ses yeux de peur de voir l'être maudit qui empruntait ce son charmant pour attirer ses regards. Bientôt des pas légers glissèrent auprès de lui, une main se posa sur la sienne, sa terreur était au comble, car il lui avait semblé que cette main était de feu. Un éclat de rire vif, joyeux, cadencé, et qui n'avait rien que d'humain, acheva de porter la confusion dans ses sens. C'était ainsi, disait-on, que le malin s'annonçait à ses victimes. Il se sentit défaillir, sa tête se renversa, ses bras tombèrent sur ses genoux, ses yeux mourans s'entr'ouvrirent... qu'on juge de sa surprise : au lieu d'une vision affreuse, ce fut une belle et fraîche jeune fille à demi-nue, la tête parée d'une guirlande de fleurs marines, la gentille Mary-Morgan!!!. La crainte, le doute et l'admiration se succédèrent rapidement. D'abord il s'attendait à voir cette charmante fille s'évanouir ou se transformer en un monstre hideux... Mais elle demeurait toujours, elle se rapprochait de lui, puis elle vint en souriant s'accroupir à ses pieds avec une grâce enfantine.

Alors le jeune marin oublia son effroi, sa position désespérée; les secousses successives qu'il avait éprouvées lui causaient une sorte d'ivresse, il trouvait un charme infini à contempler cette ravissante créature, son œil avide s'enflammait aux adorables trésors qu'elle prodiguait innocemment; à travers le voile perfide de ses longs cheveux brillans il devinait les frais contours de son jeune sein, la suave élégance de sa taille, la grâce voluptueuse de ses formes. Craignant que toutes ces beautés qui s'offraient à lui d'une manière si merveilleuse ne fussent encore une illusion, il avança la main pour se convaincre qu'il n'était pas le jouet d'un songe. Mary-Morgan ne repoussa pas la main qui s'égarait avec délices sur ses épaules; elle regardait l'étranger avec un aimable sourire, car il lui souriait aussi, il l'attirait à lui au lieu de la repousser, et la pauvre enfant avait été si rarement accueillie par des êtres de son espèce, qu'elle aimait déjà Hervé pour lescares ses qu'il lui faisait.

Un cri sauvage, qui porta l'épouvante parmi les mouettes et les goëlands effleurant la cime des vagues, interrompit ces jeux charmans. La jeune fille glissa entre les bras d'Hervé, celui-ci tourna la tête.... une sueur froide inonda son corps, il resta glacé d'épouvante, sans voix, sans pouls, sans mouvement.

Une apparition inouïe venait de surgir des flots. C'était l'un de ces monstres horribles que recelaient les profondeurs de la mer, grossière ébauche d'un buste humain enté sur le train d'un poisson (1). Une longue chevelure blanche, mêlée de sable et

(1) Voir la note, p. 274, du premier volume.

de goëmon, ruisselait sur ses épaules; sa barbe de même couleur, épaisse et rude, descendait sur sa poitrine velue. Ses yeux ronds, à fleur de tête, et surmontés d'épais sourcils occupant la place du front, étaient sanglans et farouches. Il avait une bouche énorme garnie de dents blanches et fortes comme celles d'un loup, les bras d'une seule pièce, sans articulation au coude, et terminés par des mains plates et larges, dont les doigts palmés étaient armés d'ongles tranchans.

Le regard affamé du monstre était attaché sur Hervé; un grognement rauque sortait de sa bouche fumante. Cramponné au rocher, il battait furieusement la mer du bout de sa queue écailleuse pour s'élever jusqu'à lui. Le jeune marin sentait le péril affreux qui le menaçait, sans avoir la force de faire un pas pour s'y soustraire. L'étonnement, l'horreur, l'épouvante avaient paralysé ses membres : il voyait le monstre approcher. Déjà ses griffes aigües étaient sur le point de l'atteindre, ses chaudes bouffées de souffle lui effleuraient le visage ; et fasciné, anéanti, il allait devenir sa proie, quand Mary-Morgan, glissant le long du rocher, tomba à côté du Mor-Man, qui disparut avec elle.

La surprise et le saisissement arrachèrent un cri à Hervé ; tout s'effaça devant l'horreur que lui causa le sort affreux de la jeune fille. Les yeux attachés à la place où elle s'était abîmée avec le monstre, il croyait voir les flots, rougis de son sang, vomir des débris informes du corps charmant qui occupait sa pensée, lorsque les flots, s'entr'ouvrant, montrèrent au marin stupéfait Mary-Morgan pendue au cou du Mor-man, avec la câlinerie et la grâce facile d'une jeune chatte. On se figurerait avec peine tout ce qu'avait de bizarre et de merveilleux l'étrange union de ces deux êtres, se balançant mollement au sein d'une mer agitée. Une tête plus forte que celle d'Hervé en eût été étourdie; il n'est donc pas surprenant que le jeune maître sentît renaître à leur aspect les terreurs superstitieuses qu'avaient effaçées les charmes de Mary-Morgan.

Cette belle fille, qui avait séduit ses sens dans une occasion si critique, où toutes ses pensées eussent dû appartenir au ciel, lui présentait une de ces syrènes perfides, agens impurs du démon. Atteré, anéanti, il attendait, dans l'apathie du désespoir, un destin que tout rendait inévitable.

Cependant Mary-Morgan ne semblait pas partager l'avide appétit du Mor-Man. Chaque fois qu'il tentait de sauter sur le rocher, elle savait l'en éloigner, soit en l'attirant à elle par de joyeuses agaceries, soit par des moyens plus directs qui n'étaient en apparence qu'un effet de sa gaîté. Le Mor-Man, toujours distrait et repoussé par la jeune fille, revenait toujours à son but avec l'instinct vorace du loup alléché par la chair fraîche. Dès qu'elle cessait de l'occuper, il cramponnait ses ongles tranchans au rocher pour se saisir de sa proie. Enfin, les instances de la jeune fille triomphèrent de la voracité du monstre : il s'anima par degrès, prit goût à ses agaceries, plongea après elle lorsqu'elle se perdait dans les vagues, et bientôt, se livrant à de singuliers ébats, il sauta comme un dauphin hors de l'eau, montrant sa croupe écailleuse, et tous deux, se poursuivant tour à tour, disparurent au loin dans la brume.

Alors Hervé commença de respirer, l'horrible angoisse qui jusqu'alors avait oppressé sa poitrine se dissipa peu à peu; cependant ses yeux inquiets parcouraient encore la mer, et, chaque fois qu'une vague écumeuse déferlait à l'horizon, il croyait voir la croupe luisante du Mor-Man sortir du fond de l'abîme. Mais tout était calme à l'entour, le monstre et la syrène avaient disparu!

Pourtant il n'avait pas atteint le terme de son agonie. Pendant que la stupeur tenait ses regard attachés sur les deux êtres effrayans qui l'avaient rendu témoin du spectacle de leurs ébats, la marée avait monté; elle avait couvert le rocher, déjà les flots baignaient ses pieds. Je renonce à peindre la position d'Hervé. Partout à l'entour il ne découvrait que l'immensité de la mer bouillonnant sur les récifs qui lui offraient encore un précaire refuge. La brume, moins compacte qu'au lever du jour, ne s'était éclaircie que pour étendre le cercle de cet horizon menaçant et montrer au malheureux son abandon plus complet, car aucun rivage, aucun point où pût se poser le pied d'un oiseau pêcheur ne s'élevait sur cette plaine houleuse. Il était seul, entre le ciel et l'eau, comme s'il eût échappé seul à l'inondation du monde pour être noyé le dernier..... Et, à moins qu'il n'eût la force de se précipiter, la tête la première, au milieu des vagues écumantes, pour être mis en pièces sur les têtes aiguës des brisans, il devait sentir la mer monter lentement le long de soi, comme un serpent qui vous entoure de ses replis et grimpe en sifflant jusqu'au cœur, ou comme un venin mortel qui des pieds s'élève au siége de la vie en paralysant d'avance chaque membre dont il s'empare; il devait sentir la mer glacée saisir son corps pouce à pouce jusqu'à ce qu'elle l'enlevât pour l'engloutir à jamais. Il eût voulu mettre un terme à cette angoisse, en finir d'un seul coup avec cette existence qu'il ne pouvait plus disputer; mais un sentiment religieux le retenait; Dieu voulait qu'il attendît la mort, non qu'il allât au-devant d'elle. Il éleva son âme au ciel, moins pour implorer un secours sur lequel il ne comptait plus, que pour obtenir une divine résignation pour alléger son agonie en exaltant sa pensée. Dieu abaissa-t-il un regard de cet œil lumineux, qui embrasse à la fois le monde et l'immensité, sur cette créature misérable? ou l'esprit maudit avait-il besoin d'Hervé pour accomplir ses desseins? Tout était dit pour lui; une vague monstrueuse accourait avec impétuosité grossie de toutes celles qu'elle rencontrait sur son passage. Elle allait le soulever comme une feuille morte et l'emporter avec elle... Il voulut encore promener une dernière fois la vue sur cette mer, son berceau, sur l'horizon brumeux, sur le ciel en deuil qu'il ne devait plus revoir..... C'était son adieu au monde, à la vie..... Mais, de quelle émotion fut pénétré son cœur! les voiles blanches d'un navire se dessinaient à l'horizon! Il ne fit que les entrevoir, la vague le saisit, l'enveloppa, elle l'emporta d'une incroyable vitesse et, s'affaissant pesamment, elle le laissa tout blanc d'écume au milieu d'un tourbillon. Alors il put respirer, ses bras vigoureux le soutinrent à la surface, il leva la tête..... le navire approchait!.....

# XIII.

Deux personnes qui, sans se connaître étaient liées mystérieusement, et dont le nœud fatal est celui de notre récit, Manfa et Hervé, passèrent cette nuit à Quimperlé. Par quel étrange et inexplicable concours ces deux êtres, que l'espace infini semblait à jamais séparer, se rencontrèrent-ils dans le même chemin sur la vaste terre? Etait-ce un pur hasard qui les rapprochait ainsi, ou marchaïent-ils dans les voies de l'inflexible destinée?

Ici se présente pour moi une tâche ingrate au possible : celle d'expliquer comment Hervé que j'ai laissé dans la mer, à la fin du dernier chapitre, se retrouve de pied ferme à Quimperlé, au commencement de celui-ci. Je compare les détails nécessaires, pour expliquer cette transition un peu brusque, à la lie que déposent au fond des coupes certaines boissons savoureuses. Il faut se garder d'y toucher, sans quoi le dégoût s'en suit. De même, quoi de plus propre à déflorer les impressions du lecteur, que ces tristes pages à travers lesquelles rampe avec effort une fastidieuse narration, destinée à lier les faits, à les unir entre eux par sa lourde chaîne. Au lieu donc de m'appesantir sur ce point, il me paraît bien préférable, et pour moi qui déteste ces hors-d'œuvre, et pour le lecteur qui ne les doit guère aimer, de dire en deux mots que le jeune marin fut accueilli par le navire qu'il avait aperçu et déposé le lendemain à Quimperlé.

Après une nuit de repos, Hervé s'éveilla sous une impression délicieuse. L'image de la dame du château et celle de la fille des mers, suaves et mystérieux objets du culte de sa pensée, avaient bercé son sommeil. Le charme de ses souvenirs le tint quelque temps encore dans une indicible extase, durant laquelle se retraçaient à ses esprits étonnés les enchantemens de ses rêves. Ces illusions durèrent jusqu'à ce qu'il ouvrît les yeux; alors, pénétré de gratitude pour l'assistance signalée qu'il avait reçue du ciel, il promit de la témoigner par trois stations aux autels de Notre-Dame de Bon-

Secours, la divine patronne des marins.

Rappelé par ce vœu à des pensées plus dignes, le jeune maître voulut soumettre à un examen lucide les évènemens prodigieux qu'il avait vu s'accomplir. En les évoquant devant sa vie passée, dont le cours uniforme ne lui offrait d'autre souvenir que les rudes travaux et les joies naïves du marin, Hervé éprouva cette espèce d'éblouissement qui suit les prestiges d'un rêve. Un doute étrange l'obséda; mais les heures à jamais précieuses qu'il avait passées dans l'appartement somptueux où reposait, telle qu'une jeune fée dans son palais enchanté, une dame dont les traits ravissans restaient gravés dans son cœur, n'étaient point le vain songe d'un cerveau en délire. Non, l'émotion palpitante qu'il ressentait en y pensant eût servi, au besoin, d'attestation à sa mémoire.

Le désir de retrouver le lieu inconnu où

s'était opérée cette phase merveilleuse de sa vie le tourmentait fortement; toutefois, il eut la vertu de le combattre en ce moment, afin de consacrer à Dieu le premier acte d'une existence qu'il lui avait miraculeusement conservée.

Une heure environ après l'ouverture des portes, Hervé sortit de Quimperlé: le soleil se levait radieux, une brillante gelée couvrait la campagne; on voyait naître avec délices une de ces magnifiques journées où l'automne à force de pompes efface le retour des frimas. Le jeune marin, en exécution de son vœu, prit le chemin de l'abbaye de Sainte-Croix pour y faire sa première station à l'autel de Notre-Dame. Rien en lui n'annonçait le pieux pèlerin allant offrir à Dieu l'hommage de sa gratitude. Le péril était si loin qu'il l'avait presque oublié, ou s'il y songeait encore, ce n'était plus pour en frémir et s'humilier : il le considérait dès lors comme un souvenir que le marin aime à trouver dans sa vie aventureuse, et se complaisait à l'idée de le raconter à un auditoire palpitant. Aussi l'honnête Hervé se jugeait-il très-méritoire de tenir ses engagemens envers un créancier aussi complaisant que le ciel, et sans y être contraint. Cette outrecuidance, il faut bien en convenir, s'inspirait principalement dans le fond de son gousset. Possesseur de plus d'or qu'il n'en avait vu de sa vie, Hervé subissait déjà l'influence de la richesse. Il se croyait devenu un personnage important et en affichait les manières; il marchait le nez au vent, tenait le haut de la chaussée, faisait de l'œil aux jeunes filles avec un sans-gêne insolent, et regardait les prés, les bois et les maisons, de l'air d'un capitaliste qui a des écus à placer. Sa toilette, d'accord avec ses prétentions, était la quintessence du goût. Les culottes et le juste-au-corps de drap bleu qu'il avait reçu de Becq-Meilh, étaient relevés par un gilet d'écarlate à boutons d'argent. Une ceinture de même couleur, en beau tricot de Ségovie, soutenait un couteau à gaîne, dont le manche en corne de cerf avait la forme d'une ancre. Un chaperon neuf et la chaîne d'argent passée autour de son cou achevaient de le faire brave. Pour obtenir les égards auxquels aspirait son orgueil, et préserver qui que ce fût du péché de convoitise, il portait un gourdin de chêne qui aurait pu être taxé de massue.

En ce galant équipage, maître Hervé arriva leste et fringant à la porte de l'abbaye, où se rappelant soudain le motif qui l'y conduisait, il composa son maintien et prit un air plus décent pour entrer dans le sanctuaire. La majesté de ce gothique édifice élevé sur les ruines de l'hermitage de Saint-Gunthiern lui causa un frémissement religieux; sous ces voûtes sacrées où respirait de toutes parts le culte auguste du Seigneur, son âme chrétienne, bannissant toute pensée frivole, s'éleva vers son créateur. Il alluma pieusement le cierge que lui donna un frère lai, en échange d'une pièce d'argent, et le porta devant l'autel de la Vierge. Une jeune et charmante pèlerine, la noble dame de Cap-Sizun, dont notre marin avait remarqué le palefroi dans la cour de l'abbaye, était agenouillée sur les degrés de l'autel. Dans le saint zèle qui l'animait, Hervé se prosterna à côté d'elle sans la voir; ses pieds touchaient encore la terre, mais son esprit était au ciel.

Le recueillement de la châtelaine était profond; elle priait pour son époux: il ne fut pas distrait par l'approche d'Hervé, et peut-être fussent-ils passés l'un près de l'autre sans se voir, si le marin, dont la nature démonstrative ne pouvait guère s'astreindre à une pure contemplation, n'eût pas témoigné bientôt de sa ferveur édifiante en roulant des yeux inspirés, et se bourrant la poitrine pour marque de contrition. Au bruit de cette piété fougueuse, la jeune femme leva la tête, et son regard étonné s'arrêta sur le marin, comme si elle eût trouvé un souvenir dans ses traits.

Les yeux d'Hervé, fixés sur elle, exprimaient une impression de même nature, mais plus fortement sentie. A la vue de Manfa, son cœur avait tressailli, et lors même qu'il ne put douter qu'elle lui était inconnue, le charme mystérieux qu'il trouvait à la regarder l'attirait vers elle. Il ne revint de cette étrange contemplation, à laquelle il se livrait pour ainsi dire malgré lui, qu'en voyant sa belle voisine ramener son voile sur sa tête et se lever pour sortir. Alors, rappelé à lui-même, il voulut se recueillir, expier par une nouvelle ferveur cette coupable distraction commise au pied de l'autel; mais le zèle ardent qui l'avait animé naguère était évanoui sans retour. En vain il joignit les mains et s'humilia dans la poussière, en vain il voulut se réfugier dans sa pensée, il ne parvint à bannir le souvenir de l'étrangère que pour y substituer une autre image trop délicieuse, dont le souvenir finit d'égarer ses sens. Hors de lui, honteux, éperdu, craignant de profaner l'église de ses ardeurs sacriléges, il se précipita dehors.

L'air vif d'une matinée d'automne fit promptement sentir au marin son influence salutaire; sa tête en feu se refroidit, et les coupables égaremens qui l'avaient subjugué dans l'église sombre et silencieuse, où tout concourait à saisir et à exalter l'âme, s'évanouirent à la face du jour. Sans s'arrêter à réfléchir sur la cause des pensées impies qui avaient troublé sa prière, le jeune marin distribua quelque monnaie à des mendians, qui lui promirent de faire en son intention le tour de l'église à genoux; et, comptant peut-être un peu légèrement, après cette facile expiation, sur la miséricorde céleste, il se disposa à continuer son pèlerinage sans autre souci du passé.

Cette mobilité apparente était moins l'expression du caractère de notre Hervé que l'effet naturel des influences physiques agissant alors sur lui; et quiconque a, dans sa jeunesse, entrepris un voyage à pied, sans but pénible à atteindre et sans inquiétude dans l'esprit, comprendra par expérience que la pensée du marin, à l'aspect d'une riante campagne éclairée du soleil levant, s'échappât joyeuse et légère pour courir et voltiger librement autour du lointain horizon. Sous l'impression que les beautés de la nature font éprouver à tous les hommes, quoiqu'ils ne l'observent pas tous, Hervé, libre et dispos, content d'être et de sentir, cheminait donc rapidement au bruit de ses pas qui sonnaient sur la terre gelée, sifflant ou chantant tour à tour, et s'occupant de mille remarques à la fois sans s'arrêter à aucune. Cependant, après avoir fait plus d'une lieue sans trouver l'occasion d'épancher son humeur enjouée dans l'échange de politesses que deux passans ne manquaient jamais de s'adresser en ce temps, il s'étonna que la route fût si déserte par cette magnifique journée, et son étonnement se changea en un sentiment de tristesse en remarquant que la campagne aux alentours partageait cette solitude.

Dans cette contrée florissante, où tout annonçait les soins et le travail de l'homme, il ne vit que de loin en loin, au bout d'un champ ou sur la lisière des bois, un manant craintif qui s'enfuyait à son approche. En fallait-il davantage pour lui rappeler que son pays désolé était en proie aux horreurs de la guerre civile et de l'invasion étrangère.

Les lignes suivantes, transcrites d'un vieil historien, donneront une idée de la situation critique de la Bretagne à cette époque : « Les forces du pays affaiblies et rompues, les villes et forteresses, partie en les mains de l'ennemi, partie esbranlées de grand épouvantement, Chateaubriand, le Conquet, Brest, Ploërmel, Malestroit, Vitré, Fougères, Saint-Malo, Dinan, Saint-Aubin, en la main du roy — Charles VIII. — La noblesse effrayée, les terres les meilleures possédées par les Français, le plat pays couru; la plupart cherchant la faveur du roy pour se tirer de la fortune, tous ceux qui avaient suivi le roy étaient bendéz à ce butin : de secours il n'y avait guère d'espérance : les Anglais étaient empeschez chez eux, le roy des Romains n'était près, et se tiraient ses coups de si loing qu'il n'en venoit nul à temps ; il n'y avoit un seul sol en l'épargne, Landais avait tout consommé : les soldats mal payés et la nécessité telle qu'il falloit inventer une sorte de monnaie de cuir et un petit clou d'argent percé parmy avec certaine marque. »

Toutes ces calamités avaient fondu sur la Bretagne au décès du duc François II, qui laissa à deux jeunes filles une couronne mal affermie. Prévoyant les prétentions ambitieuses que susciterait cette riche proie, remise en de si faibles mains, et redoutant principalement les entreprises du roi de France, puissant et dangereux voisin, il avait marié par avance au sire d'Albret, qui disposait de forces assez importantes, Anne, sa fille aînée, dont l'âge n'avait pas permis encore l'accomplissement de cette union. Non content d'avoir assuré ce protecteur à ses enfans, le vieux duc, sachant combien elles auraient besoin d'appuis fermes et dévoués, institua par testament, pour leur tuteur, le maréchal de Rieux, en qui il avait pleine confiance, et lui adjoignit pour conseils le comte de Dunois et le sire de Comminges, son compère et bon ami.

Les pressentimens du bon duc furent promptement réalisés. Dès que la nouvelle de sa mort fut connue en France, Charles VIII ordonna à ses gouverneurs d'Anjou et de Normandie d'entrer sur-le-champ en Bretagne. De son côté, le vicomte de Rohan, qui avait aussi des droits à faire valoir, leva ses nombreux vassaux et courut le pays en armes. Cependant le sire d'Albret, avant de se mettre en campagne, demandait avec instance la conclusion de son mariage; et Françoise de Dinan, dame de Laval, sa belle-sœur, que le feu duc avait choisie pour gouvernante de ses filles, usait de toute l'influence que son âge, sa parenté et son haut rang lui donnaient sur la jeune duchesse pour l'y décider.

En cette conjoncture difficile, Anne montra de bonne heure la fermeté de caractère et l'humeur indépendante qui la distinguèrent toute sa vie. Dès le principe, elle avait senti pour d'Albret un invincible éloignement. Ses obsessions peu délicates, où le cœur de la jeune Anne voyait percer plus d'ambition que d'amour, finirent par le lui rendre odieux. Ne prenant conseil que d'elle-même dans une affaire d'où dépendait son avenir, et secrètement appuyée par le chancelier Montauban, elle osa repousser énergiquement les prétentions de d'Albret, et déclara, en présence des notaires apostoliques, qu'elle ne consentirait jamais à sceller cet engagement contracté en son nom, mais sans sa participation. Le maréchal de Rieux, son tuteur, la dame de Laval, sa gouvernante, et le sire de Comminges, consultant plus les intérêts de leur maîtresse que ses sympathies, et calculant avec effroi les conséquences de cette rupture qui, d'un allié, ferait un ennemi de d'Albret, se déclarèrent en faveur de ce seigneur, qui, du reste, peu sensible aux refus d'Anne, affectait de les regarder comme un caprice de jeune fille dont il aurait bientôt raison. Tous, de concert, se disant animés des plus louables intentions, résolurent d'obtenir par tous les moyens le consentement de la duchesse à cette politique union.

Ce conflit déplorable qui divisait un pouvoir déjà si précaire eut pour la malheureuse Bretagne de plus terribles résultats que l'invasion même du roi de France et les armes de Rohan : il engendra la guerre civile et l'anarchie dans les lieux que l'étranger n'avait pas encore soumis. On vit alors s'établir une lutte sanglante et cruelle d'un bout de la Bretagne à l'autre. Quiconque, dans cette confusion, parvenait à se faire suivre de vingt lances, pillait, saccageait et conquérait en criant France ou Rohan, Anne ou d'Albret, selon le lieu ou l'occasion. Les routes infestées de ces pillards et des véritables hommes d'armes qui ne valaient guère mieux, n'offraient aucune sécurité aux voyageurs isolés, qui savaient bien que la perte de leurs bagages serait la moindre conséquence de la rencontre des soudards. Aussi Hervé marcha-t-il jusqu'au Pont-Corf sans trouver à qui parler.

L'impression pénible que lui avait causée

la solitude des campagnes se dissipa dans ce bourg, où il s'arrêta pour dîner, et il en sortit avec un fond de belle humeur qui devait l'accompagner jusqu'à Hennebond, où il comptait passer la nuit. Sous cette bénigne influence, il fit les trois quarts du trajet le plus aisément du monde, tantôt sifflant, tantôt chantant, et s'arrêtant assez souvent à regarder pas grand chose, comme un enfant musard qui suit le chemin de l'école. Le coucher du soleil qui le surprit à près d'une lieue de la ville l'avertit de doubler le pas, car dans ces temps de troubles les portes se fermaient de bonne heure, et il n'existait hors de l'enceinte des murailles que d'ignobles bouges servant de retraite aux truands.

La route que suivait en ce moment le marin était couverte de grands arbres qui rendaient la chute du jour plus sensible. Percée sur la lisière d'un bois, dont les drageons négligés embarrassaient le passage, elle descendait, par un rapide escarpement, en tournant le flanc d'une colline, au fond d'un étroit ravin. L'aspect de ce lieu sinistre eût suffi seul pour inspirer de sérieuses appréhensions au voyageur attardé, lors même qu'il n'eût pas remarqué deux humbles croix plantées au pied d'un buisson sur un tertre fraîchement remué, sollicitant une prière pour le repos de deux victimes enterrées sur la place où elles avaient succombé. A la vue de ces saints emblèmes qui veillaient sur la tombe des morts, en témoignage du danger, comme le phare élevé au bord d'une côte périlleuse, l'intrépidité du marin fut près de l'abandonner. Saisi d'effroi, il s'arrêta en portant les yeux à l'entour dans une indicible attente. Mais, surmontant presque aussitôt cette faiblesse irréfléchie, il fit tourner son gourdin et passa outre légèrement, bannissant un reste de trouble par cette réflexion rassurante que, si l'on eût placé une croix à chaque endroit témoin d'un crime, la route en eût été bordée.

La sérénité, qu'un raisonnement de cette force était bien fait pour lui rendre, fut tout-à-coup ébranlée par un cri perçant qui s'éleva du ravin. Une sueur froide mouilla son front : il savait que les malheureux qui mouraient de mauvaise mort quittaient souvent leur tombe sanglante pour demander des prières. Hervé promit intérieurement de faire dire une messe en leur intention dans l'église la plus prochaine, et croyant, par ce pieux tribut, s'être acquitté avec toutes les âmes en peine, un peu rassuré, il poursuivait son chemin ; lorsqu'un nouveau cri, qui le pénétra jusqu'au cœur, lui inspira la pensée qu'une créature en détresse avait besoin de secours. Il n'en fallut pas davantage pour lui rendre tout son courage; alors, ne consultant plus que l'élan d'un cœur généreux, le jeune marin courut à l'aide.

Le ravin, resserré entre deux côtes boisées qui le dominaient d'aplomb, était coupé par un ruisseau aux abords marécageux sur lequel existait, en guise de pont, une étroite chaussée de terre fixée à demeure par un double rang de vieux saules. Au milieu de ce passage difficile, un moine de haute taille, enveloppé dans son capuchon, essayait de jeter à bas de son cheval, dont il pressait fortement la bride, une jeune femme vêtue en pèlerine. Derrière elle, un vieux prêtre dont la terreur avait égaré les sens, au lieu de la secourir, se tenait cramponné de toutes ses forces à la selle, comme s'il croyait la préserver ainsi de la chute qu'elle allait faire, au moment où Hervé, dont l'ardeur fut doublée en reconnaissant l'aimable pèlerine qui l'avait si fort ému dans l'église de l'abbaye, franchit le ruisseau d'un bond et déchargea de main de maître un coup de son pesant gourdin sur le moine encapuchonné.

— Une station de plus à l'autel de Notre-Dame pour avoir assommé un moine, dit Hervé, moitié sérieux et moitié riant, en le voyant rouler dans le marécage.

— Ciel ! Audren, s'écria Manfa en s'inclinant sur le cou de son cheval, comme si elle allait défaillir.

Hervé courut à elle; il la prit entre ses bras et voulut la mettre à terre.

— Non, non, éloignons-nous plutôt, s'écria-t-elle avec force ; voyez, brave homme, il se relève. Oh! de grâce, fuyons de ce lieu.

— Il se relève! dit Hervé avec suprise ; son froc est donc doublé d'acier ; autrement jamais tête chrétienne, fût-elle même de la

Cornouaille, n'eût résisté à ce coup. Allons, sire moine, attends-moi, si tu as deux deniers de cœur.

En parlant ainsi, il sauta dans le marécage pour courir après Sell-à-Gorn, qui s'enfuyait dans les bois. Son froc, dérangé par sa chute, laissait voir la toque, garnie d'une plaque de métal, que portaient les chevaliers lorsqu'ils n'avaient pas leur armure.

La voix de Manfa arrêta l'intrépide marin.

— Au nom de Dieu! laissez-le ce misérable! Il est aussi lâche que méchant; il vous tuerait dans le bois. Brave étranger, éloignons-nous au plus vite.

— C'est pourtant dommage, dit Hervé, qui revint vers la jeune femme, mais non sans tourner la tête avec regret derrière lui, comme l'ardent limier que le veneur force à s'arrêter sur la voie; c'est pourtant dommage, mon bon Dieu! que ce coquin ne reçoive pas une leçon plus profitable ; il va répéter partout qu'une bergère avec sa quenouille serait plus à craindre que moi avec ce gourdin.

— Messire le marin, dit Pab-Guignolé, dont le premier soin, en voyant Manfa sauvée, avait été d'accoler sa précieuse gourde, pour y noyer son émotion, ce qui lui demanda du temps, parce qu'elle avait l'haleine longue ; messire le marin, digne homme que Dieu favorise ! voulez-vous boire un petit coup ?

— Vous êtes bien honnête, mon père... Ma foi, ce n'est pas de refus.

— Sans façon, ne vous gênez pas.

— Mais je ne demande pas mieux, dit Hervé, un peu surpris.

— Au fait, si vous ne l'aimez pas... A votre aise ; chacun son goût.

Et le digne chapelain mit le bouchon sur sa gourde, sans paraître le moindrement offensé de son refus.

— Le bon père a l'humeur joviale, remarqua Hervé, qui ignorait l'infirmité du chapelain; malgré ça la plaisanterie me semble mal imaginée.

— Sainte Vierge! le voilà qui revient! s'écria Manfa dont les yeux inquiets étaient restés attachés sur la place où Audren avait disparu dans le bois.

— Par Saint-Yves! il a jeté bas son froc... Ah! il amène un cheval... Ma foi, le voilà parti, toutes voiles dessus, la barre au vent.

— Dieu soit loué! mais de grâce, éloignons-nous au plus vite, je crains qu'il ait des complices aux environs.

— Alors il faut gagner le large, d'autant plus qu'Hennebond est encore loin devant nous, dit Hervé en se plaçant à la tête du cheval de Manfa.

La jeune femme était encore sous l'empire du saisissement que lui avait causé l'attentat de Sell-à-Gorn. A peine, dans ce moment de trouble, avait-elle remarqué celui qui l'avait sauvée; elle le suivait sans le connaître, avec l'instinct de l'être faible qui reçoit la protection du premier qui peut le défendre. Pab-Guignolé ne disait rien; en pensait-il davantage? c'est une question délicate: car l'esprit du bon père, déjà peu lucide d'avance, s'était, depuis le départ, singulièrement oblitéré. La pondération nécessaire au jeu de tout corps organique était troublée dans ses fonctions essentielles: il buvait trop et ne dormait pas assez.

Au sommet de la côte, ils purent distinguer un moment la flèche hardie de Notre-Dame-du-Chef, que les ombres du soir ne tardèrent pas à envelopper. La distance qui les séparait d'Hennebond était encore assez forte pour craindre que la nuit les surprît en chemin. Hervé, qui savait à quels risques étaient exposés à cette heure les voyageurs paisibles dans les environs des villes, et qui désirait vivement de pouvoir mettre sa jeune compagne en sûreté, fit avancer les chevaux et les suivit en trottant. Il arivèrent juste à temps pour voir fermer le guichet; mais le portier, qui avait feint de ne pas les apercevoir de l'autre côté du fossé, entendit parfaitement l'offre gracieuse d'une pièce d'argent, moyennant quoi il consentit à les admettre.

## XIV.

Les premiers rayons du soleil, qui promettaient une journée aussi belle que celle de la veille, virent nos pèlerins sortir de l'auberge où ils avaient passé la nuit, pour se rendre au prieuré de Notre-Dame-du-Chef, où les appelait un même vœu.

Je n'entends pas décrire ici cette remarquable église, dont le clocher de granit se recommande particulièrement aux amateurs d'architecture; tant d'artistes ont parcouru depuis quelque temps la Bretagne et reproduit ses monumens, que la plume n'a rien à faire où leurs crayons ont passé (1). Désormais je ne m'arrêterai qu'à ce qui n'existe plus.

Je ne sais qu'elle impression causera à mes lecteurs la rencontre d'Hervé et de Manfa : pour moi, je dois le déclarer, quand j'entendis l'histoire que je vous rapporte de la bouche d'un âpre marin, seul avec lui à la pointe du Beg-ar-Raz, entre le ciel nébuleux et les flots mugissans qui se couronnaient d'écume sur les rochers de l'île de Sein, en présence des solitudes de Cleden,

(1) Je citerai entre autres, pour l'église d'Hennebon, le dessin plein d'exactitude qu'en a fait M. Potel dans son album in-folio qu'il publie à Nantes, à la librairie de P. Sebire, sous le titre de *la Bretagne et ses monumens*.

enveloppées de brumes flottantes, où il n'est plus d'autre vestige de la tour altière du North-Man qu'une tradition qui s'en va; quand j'entendis le vieux barde, à cet endroit de son récit, levant au ciel son mâle visage sillonné par les tempêtes, s'écrier dans son énergique langage : *C'hoandt douë ha c'hoandt dèn, a so daou*; pénétré de la vanité de nos présomptueux desseins devant la destinée fatale, je répétai après lui : Oui, l'homme s'agite, et Dieu mène. Alors, les ombres du soir descendaient à l'horizon, le vent d'automne soufflait sur la bruyère fanée, la mer poussait au loin de sourdes et lugubres clameurs ! Aujourd'hui même, après un long intervalle et loin des prestiges solennels qui m'entouraient en ce moment, je ne peux encore me défendre de trouver dans le rapprochement inattendu de ces deux êtres, unis sans le savoir par les mystères de la même souche, un remarquable effet de la volonté souveraine qui préside à nos destinées ; car il se fussent quittés, ainsi étrangers l'un pour l'autre, et l'espace autant que l'oubli les eût à jamais séparés ; si le vœu coïncident qui les avait conduits dans le même chemin, ne leur eût pas fourni une religieuse affinité pour le continuer ensemble, pèlerins allant aux mêmes autels.

On s'étonnerait aujourd'hui qu'une dame, du rang de Manfa, admit un humble marin à voyager avec elle ; mais cela n'avait rien que de naturel dans ce temps, où les dangers que l'on courait sur les routes réunissaient les voyageurs de tous états pour une communauté de défense et d'intérêt.

Après le service signalé qu'elle avait reçu du marin, dont elle savait apprécier le généreux dévouement, Manfa n'aurait donc eu garde de refuser à son sauveur ce que l'usage l'eût obligé d'accorder à tout passant suivant le même chemin qu'elle.

A l'issu de la messe, que le marin fit célébrer à l'autel de Notre-Dame pour le repos des âmes en peine et le succès de leur voyage, le prêtre ayant consenti, moyennant la moitié du prix en sus, de la dire à cette double fin, nos pèlerins partirent d'Hennebond.

Hervé suivait bravement à pied ses compagnons bien montés, car il était trop vrai marin pour que l'idée de confier à un cheval le soin de sa précieuse personne lui pût entrer dans l'esprit; et il avait surmonté trop de fatigues en sa vie pour craindre une course de quelques lieues à côté d'une jolie femme.

Un sentiment qu'il ne pouvait définir l'attachait à la jeune pèlerine, dont les traits charmans se confondaient simultanément, avec ceux de la noble dame, dans son cœur brûlant pour elles deux. Mais aimait-il sa compagne, parce qu'il retrouvait en elle l'image chérie de la châtelaine, ou le souvenir de celle-ci se réveillait-il plus intense à cause des attraits de celle qui la rappelait : c'était un point délicat et des plus ardus à résoudre. Comme il était à craindre que la solution s'en fît attendre long-temps, Hervé pensa judicieusement que le parti le plus sage serait de reléguer provisoirement dans l'oubli celle qui était éloignée, pour se consacrer entièrement à celle qu'il avait sous la main. En conséquence, il repassa dans sa mémoire toutes les choses aimables et galantes qu'il croyait propres à la flatter; mais ces complimens qui, pour être un peu goudronnés, n'en brillaient pas d'un moindre éclat auprès des beautés villageoises, lui parurent trop communs pour elle; ils ne rendaient pas d'ailleurs les sentimens qu'il eût voulu exprimer, et puis, il ne savait pourquoi, cette jeune femme lui inspirait une timidité respectueuse qu'il ne pouvait surmonter. Pourtant il ne voyait en elle que la nièce d'un pauvre prêtre; car trop franc pour connaître la méfiance, il la prenait pour ce qu'elle s'était donnée; et quoiqu'il se fût dit vingt fois, en regardant du coin de l'œil la chaîne et le sifflet de maître, brillant sur son gilet neuf, qu'un homme portant ces insignes pouvait, sans présomption, lui adresser ses hommages; il n'avait pu encore arriver à cette douce intimité qui s'établit, si naturellement d'ordinaire, entre un garçon et une jeune fille, de même classe, voyageant de compagnie.

— Décidément elle m'a ensorcelé, dit-il; voyez pourtant le pouvoir de deux beaux yeux; je suis aussi bête avec elle que si elle était une relique. — Ah ça! il faut que ça finisse; j'ai bien le droit, j'imagine, de lui couler quelques gentillesses en douceur? —

Voyons! Qu'est-ce que je vais lui dire? — Si je commençais par lui parler de choses et d'autres, ça irait tout seul après... Encore faut-il accoster d'une manière un peu ficelée. — Voyons! quand j'aurai compté jusqu'à cent... Non! quand je serai rendu par le travers de ce gros chêne, n'importe comment, je lui lancerai ma bordée.

Le chêne était loin, pourtant, il fut trop près encore, les mots suivans en sont la preuve.

—Un beau temps pour voyager, jolie brise de nord-nord-est. — Au diable! elle n'a pas entendu, et elle n'y perd pas grand chose. — Ah ça! il faut continuer.

— Demoiselle! ma mie! reprit-il, affectant un air familier pour vaincre sa timidité; vous souvient-il de la promesse que vous m'avez faite hier soir?

— Quelle? dit Manfa étonnée.

— Il ne m'appartient pas de vous la rappeler.

— Pourquoi cela ? demanda-t-elle avec bonté; si je vous ai fait une promesse, il est juste que je la tienne.

— Ainsi vous êtes encore tout aussi bien disposée ? Vive Dieu ! ça m'arrange au possible.

— Mais je ne vous entends pas : de quoi donc s'agit-il ?

— Ah ! ma mie, reprit Hervé, en posant la main sur le cou de la haquenée de Manfa ; ah ! vous ne m'entendez pas, vous avez la mémoire bien courte.

Son geste et surtout son ton firent monter le rouge aux joues de la belle châtelaine; mais sans marquer une fierté qui eût été déplacée en cette occasion, elle écarta son cheval, et fit tomber sur le marin un coup-d'œil froid et calme, qui n'avait rien d'encourageant.

— Si vous l'avez oublié, reprit-il avec quelque trouble, c'est fini, n'en parlons plus;... une autre fois, je ferai mieux.

— De grâce, veuillez vous expliquer, je vous suis trop redevable pour que cela passe ainsi.

— Vous m'y forcez, demoiselle; mais, en conscience, est-ce à moi de vous rappeler une promesse?...

— Ah! dit Manfa, sans le laisser achever, je crois vous comprendre à présent... Il s'agit sans doute de l'offre d'une récompense que je vous ai faite hier soir. La vivacité de votre refus m'a seule empêché de vous la réitérer.

— La nuit porte conseil; je me suis ravisé, dit Hervé, en riant; et puisque vous êtes toujours dans les mêmes dispositions...

— Oui, certes, vous y pouvez compter; mes parens tiendront à honneur d'acquitter cette dette sacrée... N'est-ce pas, mon oncle? dit-elle, en s'adressant au chapelain qui, les deux mains appuyées sur le pommeau de sa selle, se laissait aller au sommeil; n'est-ce pas que maître Hervé peut demander ce qu'il voudra en toute confiance?

— Eh bien! j'y compte, demoiselle. Cependant je vous avertis que mes prétentions ne sont rien moins que modestes.

— Tant mieux, dit Manfa, cachant avec peine le dégoût que lui causait la vénalité du marin en qui elle avait cru trouver des sentimens plus délicats, toute ma crainte est que vous estimiez trop peu la récompense qui vous est due.

— Ah! si vous lâchez ainsi la bride à mon ambition, prenez garde qu'elle ne s'emporte. — Ça, que vais-je vous demander? de l'argent? Fi, laissons cela aux nobles aventuriers qui font métier de leur épée et marchandise de leur sang. D'ailleurs je présume que l'escarcelle du bon père ne coulerait pas son homme à fond. Non, je veux quelque chose de mieux.

La jeune femme tourna la tête en rougissant; mais sa confusion venait-elle de ce qu'elle pressentait où il en voulait venir, ou de l'offense qu'elle s'accusait d'avoir commise envers lui par son injustice prévention?

— Oui, je veux quelque chose de mieux, quelque chose... reprit-il, avc un accent expressif; quelque chose qui a plus de prix à mes yeux que tous les trésors de la terre.

Il s'avança galamment et voulut de nouveau mettre la main sur la haquenée, mais un regard de la châtelaine l'avertit de se modérer.

— Voilà que je n'ose plus le dire! Non, par Saint-Yves, vous m'avez encloué la langue... Mais je ne vous tiens pas quitte, entendez-vous, demoiselle ?

— Maître Hervé, je trouve que pour un pèlerin vous avez l'humeur bien gaie.

— Et pourquoi ne l'aurais-je pas, si j'ai le cœur satisfait ?

— Il me semble qu'un voyage de dévotion doit être accompli avec plus de recueillement.

— L'allégresse de mon cœur témoigne de ma gratitude envers le ciel qui m'a sauvé ; n'est-ce pas le plus pur hommage qu'un humble pécheur lui puisse rendre.

— Vous raisonnez comme un docteur de l'église, je n'ai rien à vous répliquer. — Savez-vous, poursuivit-elle, causant ainsi pour détourner l'esprit de son compagnon d'un sujet trop délicat ; savez-vous, maître Hervé, que je viens d'avoir un doute.

— S'il dépend de moi de l'éclaircir, demoiselle.

— Est-il bien vrai que vous accomplissiez un vœu?

— Aussi vrai que Dieu est mon patron de chaloupe, répondit le marin en élevant la main par forme de protestation : j'ai promis trois stations à Notre-Dame-de-Bon-Secours, *Stella maris*, comme on l'appelle très-justement.

— Je sais que les nautonniers ont la sainte coutume d'invoquer cette mère d'amour dans leurs périlleuses traversées, et je vois avec plaisir que vous n'êtes pas de ces ingrats qui font des vœux durant l'orage, et les oublient quand le calme a reparu.

— Non, pas si simple à mon âge, dit Hervé en secouant la tête; passe encore si je voulais m'ancrer sur le plancher des vaches; mais celui qui est exposé à essuyer la lame d'ouest aurait tort de jouer au fin avec ceux qui sont là-haut.

— A quelle occasion avez-vous promis ce vœu ?

— Ah! c'est une merveilleuse histoire, je réponds qu'on irait loin avant de trouver la seconde pour faire la paire.—Imaginez-vous, demoiselle, que dans l'espace de quelques heures... Mais vous allez croire que je veux vous en conter, tant la chose est surprenante.

— Maître Hervé, dit Manfa avec finesse, je ne suis pas étrangère à la marine; il est bon que vous le sachiez.

— Vraiment, il serait possible ?

— Élevée au bord de la mer, mon enfance s'est passée parmi des marins.

— Comment ne l'ai-je pas deviné, à vous voir si accorte et bien apprise! Je ne m'étonne plus à présent si je me plais tant avec vous.

— Vous oubliez votre histoire, dit Manfa en l'interrompant.

— Espérez... J'y suis... Un moment... C'est qu'en vérité j'ai peine à en revenir! — Comme ça vous pourriez naviguer sans avoir le mal de mer?

Cette question, très-simple en elle-même, fut faite d'un ton trop expressif pour se méprendre à la pensée qu'elle exprimait. Une vive rougeur colora les joues de Manfa, et un éclair de dédain s'échappa de son regard sur le présomptueux marin.

— Allons, je l'ai fâchée, dit-il ; une mouette n'est pas plus farouche. Diable! il faut aller avec elle comme sur une mer semée d'écueils, la sonde à la main et les huniers au bas ris. — Ah! ça, elle m'a coupé le fil, comment vais-je le rattraper?

Pendant que le marin cherchait un à-propos heureux pour renouer la conversation, ils arrivèrent à la chapelle de Notre-Dame-du-Granie, construite sur une roche escarpée, au bord de l'étang de ce nom. Il n'existe plus aujourd'hui aucuns vestiges de ce modeste édifice, dont le souvenir sans éclat n'a pas même survécu aux ruines. Déjà on avait oublié le nom de son fondateur et l'époque de sa construction; mais son architecture informe ressemblant au genre saxon, et la vétusté des murailles, qui n'étaient plus soutenues que par les rameaux d'un vieux lierre, témoignaient de son ancienneté. Un sentier étroit, grossièrement taillé dans le roc, et dont les degrés inégaux attestaient, par l'empreinte qu'y avaient laissée les pèlerins, le culte que l'on rendait à la sainte patrone du Granie, conduisait sur l'éminence où elle était élevée; position pittoresque qui était peut-être sa seule recommandation à la piété des fidèles, car on ne connaissait sur elle aucune de ces traditions qui mettent en faveur les lieux saints.

Hervé s'avança galamment pour aider Manfa à descendre de sa haquenée, et, à l'instant où elle mettait pied à terre, l'audacieux marin, emporté par l'occasion, osa imprimer un baiser sur les lèvres de la châtelaine.

La surprise et l'indignation qu'il crut trouver dans ses yeux lui firent commettre une seconde faute, moins pardonnable à quelque égard que la première ; il eut l'insigne maladresse d'en demander le pardon. Le brave marin n'était pas fait pour réussir avec les femmes.

— Demoiselle, dit-il, humblement, il est bien vrai que j'ai eu tort ; mais daignez me pardonner, une fois n'est pas coutume ; cela ne m'arrivera plus... Aussi bien, nous voilà quittes ; c'est ma récompense que j'ai prise.

Manfa, confuse et humiliée, devant le

marin contrit, se réfugia dans la chapelle, sans oser lever les yeux.

Pab-Guignolé n'avait rien vu. Bercé d'une douce illusion, il se croyait, le digne chapelain, à cette heureuse heure du jour où il allait régulièrement ronfler dans son confessionnal, pour la plus grande commodité des pêcheurs de Cap-Sizun.

Deux haquenées, grasses et bien fournies, étaient attachées sous l'abri d'un bouquet d'aulnes, où Hervé conduisit celles de ses compagnons. En entrant dans la chapelle, il vit qu'elles appartenaient à un bourgeois aisé qu'il y trouva avec ses deux jeunes filles. Rien en lui n'était fait pour attirer l'attention. Ses vêtemens étaient conformes à ceux des personnes de sa classe que la fortune favorisait; et sa tenue raide et digne annonçait l'homme habitué à primer sous l'ombre de son clocher. Mais l'aînée de ses filles, vêtue relativement avec plus de simplicité, avait un air de distinction si remarquable, que le marin, peu observateur du reste, en fut cependant frappé. Ses traits n'avaient point une régularité parfaite, mais ils offraient une beauté plus originale; elle était le modèle de cette ancienne race bretonne dont le type se retrouve encore sur quelques parties des côtes, race transplantée de l'Orient aux confins de l'Occident. Ainsi, elle avait le front ouvert, large et bombé, l'œil incliné à l'angle interne et s'élevant sensiblement vers les tempes, le nez droit, bien fait, le menton arrondi et les pommettes des joues un peu proéminentes. Le caractère de sa physionomie était rendu plus saillant par l'arrangement de ses cheveux, relevés à la chinoise sur sa tête. Quoiqu'elle atteignît à peine l'âge où les femmes de nos climats commencent à se développer, on reconnaissait déjà que ses formes arriveraient au degré de perfection qui distingue cette race d'élite. Lorsqu'elle se leva pour mettre une aumône dans le tronc, Hervé s'aperçut qu'elle boitait, mais cette infirmité, très-peu sensible après tout, était bien rachetée par la grâce de son maintien, à laquelle on pouvait croire qu'elle n'était pas étrangère, par l'habitude qu'elle avait dû lui faire prendre de s'observer de bonne heure.

Elle sortit de la chapelle avec sa sœur et son père, sans paraître avoir remarqué nos pèlerins. Cependant, après une courte conférence qu'ils eurent ensemble à la porte, le vieux bourgeois rentra en saluant Pab-Guignolé avec plus de courtoisie que ne lui en supposait Hervé, et s'informa de la direction qu'ils suivaient.

Le chapelain secoua les oreilles, ouvrit la bouche à demi, et croyant avoir parfaitement saisi la question qui lui était faite, il dit en hochant la tête :

— Bien obligé, bien obligé, j'en ai assez dans ma gourde pour jusqu'au prochain village.

Alors Hervé, s'avançant vers l'étranger, lui apprit qu'ils iraient coucher à Vannes, si le temps le permettait.

— C'est aussi mon intention, et, comme les routes sont dangereuses, je vous demanderai la faveur de me joindre à vous.

Hervé répondit poliment que, pour lui, il ne demandait pas mieux, mais qu'il n'osait pas s'engager sans l'agrément de la demoiselle sa compagne.

— Eh! bien, dit le bourgeois, j'attendrai donc qu'elle ait fini sa prière.

Il fit au marin un signe de tête amical et rejoignit ses filles, qui l'attendaient sur la plate-forme.

Quelques momens après, nos pèlerins sortirent à leur tour ; l'aînée, abordant Manfa d'un air facile et aisé, lui exprima le désir de voyager avec elle. La châtelaine accueillit avec un vif empressement cette jeune compagne, qui lui promettait une agréable diversion aux ennuis d'un long voyage et une sauve-garde contre les galanteries d'Hervé, qui lui causaient quelque inquiétude.

Celui-ci s'aperçut bien vite que cette rencontre intempestive contrariait fort ses desseins. Au lieu d'avoir la belle pèlerine à la merci de son amour, condamnée à l'entendre et forcée de lui répondre, il la vit entamer avec la jeune étrangère un entretien auquel il comprit de suite qu'il ne pouvait pas se mêler. Quoique celle-ci fût de quelques années plus jeune que la dame de Cap-Sizun, elle avait tant de ressources dans l'esprit et une manière de s'exprimer si facile, que la châtelaine oublia bientôt la condition de sa compagne pour se livrer entièrement au plaisir d'une intimité si charmante. Or, vous pouvez juger ce que le maître avait à voir dans la causerie de deux jeunes filles. Il songea un moment à se rabattre sur le père, mais sa figure grave et raide ne lui convenait que tout juste, et d'ailleurs il ne paraissait pas très-enclin à converser, car il répondait brièvement, quoique avec douceur, aux questions que sa plus jeune fille, en croupe sur sa selle, lui adressait quelquefois.

Le marin prit de l'humeur; il eut même envie de bouder; mais, revenant bientôt à des sentimens plus dignes, il prit le parti héroïque de montrer à la belle pèlerine combien il était peu sensible à l'oubli où elle le laissait. En conséquence, il entonna avec rage un de ces noëls éternels, chefs-d'œuvre des bardes bretons, qu'on peut chanter douze heures consécutivement sans en connaître la fin.

# XV.

Le soleil se couchait dans un nuage de feu, dont les brillans reflets doraient encore la cime des arbres ; quand déjà les vapeurs qui précèdent le crépuscule se levaient à l'horizon. Nos voyageurs venaient de quitter Auray, où la châtelaine avait fait une station à l'autel de Notre-Dame ; ils suivaient la route romantique qui conduit de cette ville à Vannes, dont ils étaient distans de trois lieues environ.

Hervé ne chantait plus; il s'était arrêté à la protase de sa pièce, qui commençait au trois cent sixième verset.

La conversation n'était plus si animée entre Manfa et la jeune fille; elles avaient l'air pensif toutes deux, et se renfermaient en elles-mêmes, après avoir beaucoup parlé. L'esprit a besoin de silence, comme les membres de repos.

Le bourgeois paraissait soucieux; il avait manifesté quelque impatience de s'arrêter à Auray, et, depuis qu'on avait quitté cette ville, il tournait souvent les yeux inquiets sur la campagne, dont l'aspect sauvage n'avait rien d'encourageant.

— La nuit approche, dit-il; je crois qu'il serait prudent de faire avancer les chevaux.

Il s'adressait à Hervé, qu'il avait laissé jusqu'ici très à même de réfléchir.

— Nous avons encore près d'une heure de jour, et Vannes n'est pas au bout du monde, répondit sèchement le marin.

— Sans doute, mais il est à craindre que les portes ne soient fermées.

— Soyez tranquille, je me charge de les faire ouvrir.

— Vous, maître Hervé ?

— Moi-même, messire, j'en tiens les clefs dans ma poche, répondit le marin, en faisant briller sa bourse.

— Holà ! serrez cet argent. Qui sait si des malfaiteurs ne sont pas cachés dans ces bois.

— Eh bien ! laissez-les venir. Par Saint-Yves ! je tiens ma bourse en sûreté sous la garde de ce gourdin.

— Vous êtes un homme de cœur, mon maître.

— Et vous, messire, ne l'êtes-vous pas ?

— Je n'ai plus votre âge, maître Hervé... Mais, dites-moi, reprit-il d'une voix mal assurée, n'avez-vous pas remarqué ces deux cavaliers qui marchent là-bas sur la lande ?

— Oui bien ! là-bas ; c'est à peine s'ils sont en vue, dit négligemment Hervé.

— Mais ils nous suivent depuis Auray.

— Deux navires courent souvent la même bordée sans vouloir se donner la chasse.

— Mais je les aperçois toujours à la même distance.

— C'est qu'ils filent le même nœud que nous. Tout-à-l'heure vous les verrez entrer dans notre sillage ou prendre l'avantage du vent.

— Dieu vous entende, digne marin !

— Avez-vous peur pour votre peau ? dit Hervé assez rudement ; que diable, vous êtes un homme ?

— Je ne suis pas seul, maître Hervé.

— Ma sœur, s'écria la jeune fille, qui avait écouté cette conversation sans que le père y prît garde, ma sœur, il dit qu'on nous poursuit.

— On nous poursuit! répéta l'autre, avec un mouvement d'effroi qu'elle maîtrisa sur-le-champ; on nous poursuit, dites-vous? répéta-t-elle d'un ton calme.

— Je.... je le crains;.... mais rien encore ne le prouve.... Ainsi, belle fille, rassurez-vous.

— Je ne suis point effrayée, répondit-elle d'un ton de fierté étrange, comme si elle se fût indignée qu'on la soupçonnât d'un sentiment si pardonnable à son sexe et à son âge.

— Maître Hervé, dit Manfa, qui n'avait pas tant de prétentions au courage, sommes-nous vraiment poursuivis?

— Ah! ah! elle se rappelle mon nom, murmura le marin à part. — Rien ne l'annonce, demoiselle ; le bonhomme s'est alarmé parce que deux cavaliers se tiennent là-bas dans nos eaux. — Mais, tenez, ils ont pris le large ; on ne les aperçoit plus.

— Grâces en soient rendues au ciel! Néanmoins, je crois qu'il convient d'accélérer notre marche.

— Vous oubliez, dit sa fille, que ce jeune homme est à pied. Sûrement vous ne comptez pas l'abandonner sur la route.

— Eh bien! j'aime ça ; vous êtes une brave demoiselle, dit le marin, sensible à cette attention ; je réponds qu'on me coulera bas, avec agrès et apparaux, avant de vous enlever un seul cheveu de la tête. — Mais poussez toujours vos bidets, sans vous inquiéter de moi ; Dieu merci, je n'ai pas la goutte.

— D'ailleurs, maître Hervé peut monter

en croupe du révérend père, dit le bourgeois, en mettant son cheval au trot.

Ils firent près d'une lieue sur les landes, sans rencontrer l'ombre d'une créature humaine. Rien ne troublait la sombre uniformité de ces contrées misérables, qui prenaient avec la nuit un air de sauvage grandeur. On se fût cru dans un désert, si de loin en loin, au pied d'un monticule ou derrière un bouquet de bois, l'œil attristé, errant sur ces plaines stériles, n'eût découvert, à travers l'ombre translucide que laisse le soir d'un beau jour, un léger nuage de fumée marquant la place d'une chaumière ; et les seuls êtres vivans qu'on rencontrait sur cet horizon désolé étaient de chétifs moutons sous la garde de chiens galeux.

Nos pèlerins gardaient le silence. L'aspect mélancolique du pays qu'ils traversaient avait réagi sur leurs âmes. Ils voyaient avec inquiétude la nuit les surprendre au milieu de cette solitude, où la route n'était indiquée que par les traces des passans. Les alarmes du bourgeois ne s'étaient point dissipées avec l'éloignement de ceux qui les avaient fait naître ; ses yeux inquiets erraient sans cesse à l'entour ; le plus léger bruit le faisait tressaillir, et Hervé n'eût pas manqué de le plaisanter sur ces craintes pusillanimes, si le motif qui les causait ne les eût pas excusées ; car elles semblaient moins inspirées par un intérêt personnel que par un excès de sollicitude paternelle.

— Maître Hervé, s'écria-t-il tout-à-coup, au nom du ciel, les voyez-vous ?

Le marin porta les regards sur le point où le bourgeois tenait les siens arrêtés : il découvrit dans le lointain deux cavaliers qui s'avançaient sur la lande.

— Ce sont eux, n'est-ce pas, ce sont eux ?

— Il y a toute apparence, répondit froidement le jeunc maître.

— Mon Dieu ! qu'allons-nous devenir ? quelle imprudence ! quelle imprudence !

— Hé ! sacredié ! ne chantez pas *De profundis* pour ceux qui sont encore en vie, dit Hervé d'un ton d'humeur : ces gens-là sont peut-être aussi innocens de mauvais desseins que l'enfant qui vient de naître. —

Cependant notre marin ne laissait pas d'observer sérieusement les cavaliers, dont les intentions étaient encore fort incertaines. Ils avaient suivi une ligne parallèle à la leur, derrière les monticules qui formaient la limite des landes, et venaient de les tourner pour se rapprocher de la plaine. On pouvait donc supposer qu'ils avaient pris ce chemin pour les suivre sans être vus, comme il paraissait tout aussi naturel de croire que le hasard ou des affaires le leur avaient fait choisir. L'obscurité croissante ne permettait pas de les distinguer parfaitement, cependant ils ressemblaient plutôt à des hommes d'armes qu'à des manans. Quelques minutes d'attente pénible suffirent à nos voyageurs pour juger que les cavaliers allaient prendre les devans, en gagnant obliquement la route.

— Les mal appris passeront à portée d'arquebuse sans amener le pavillon en signe de salut courtois. Parlez-moi des marins pour être civils entre eux. Quand deux navires se rencontrent, c'est un branle-bas de politesse et de bons offices réciproques, tandis qu'à terre on se coudoie, sans dire seulement un Dieu garde. — Je ne suis pas sorcier, la benoîte Vierge le sait bien; mais je mettrais mon âme en gage que ces gens-là ont peur de nous autant que vous les craignez.

— Je le souhaite, vraiment je le souhaite,

mais je n'ose encore.... Tenez, ils prennent le galop.

— Eh bien! ne vous l'avais-je pas dit? Faut-il qu'ils soient lâches pour fuir ainsi devant nous... Je n'ai rien vu de plus comique. C'est ça, mes maîtres, toutes voiles dessus, près et plein, il faut torcher de la toile, vous avez l'enfer à vos trousses.

— Hélas! je voudrais vous croire; mais un secret pressentiment m'avertit qu'il n'en est rien, dit le bourgeois d'un ton perplexe; non, ces gens-là ne fuient pas, ils vont plutôt nous dresser une embuscade... Saints du ciel, conseillez-moi!

Ils marchèrent assez long-temps sans nouveaux sujets d'alarmes. La lueur des étoiles brillant sur un ciel sans nuages suffisait pour les guider. La nuit était calme et sereine, le cri perçant du courlis qui rasait la surface des landes en troublait seul par intervalles la silencieuse harmonie. Bientôt quelques champs en friche et des bouquets de bois épars sur le vaste désert des plaines annoncèrent les approches d'une ville; des huttes au toit de chaume descendant jusqu'à terre se montrèrent au bord de la route, et deux ou trois chevaux étiques, grattant de leurs longues dents le sol avare des bruyères, vaguaient languissamment autour. A de tels signes, qui n'eût pas reconnu ta généreuse influence, ô Vannes! cité mémorable, dont les valeureux enfans combattirent les flottes de César et fondèrent la noble Venise... à ce que disent les historiens. Pour moi, je n'oserais l'affirmer; mais je vous supplie de le croire, sur leur docte témoignage, pour l'amour de ma ville natale, hélas! aujourd'hui bien déchue.

Nos voyageurs, se croyant désormais à l'abri de tous dangers, avaient ralenti la rapidité de leur marche. On découvrait distinctement les feux de Vannes, dont la masse grise des édifices se détachait sur le fond clair de l'horizon. Deux cents pas à peine les séparaient de ses portes, quand, à un coude du chemin, ils furent tout-à-coup entourés par une troupe de gens d'armes, conduite par deux chevaliers. L'un d'eux, remarquant Hervé qui cherchait à se glisser entre les jambes des chevaux, courut sur lui la lance haute, et le brave maître eût été cloué sur la place, si l'autre chevalier ne fût pas intervenu à propos.

— A bas messire, à bas, cria-t-il d'une voix de tonnerre; point de violence ici, rappelez-vous nos conventions.

— Au diable! que vous fait ce rustre? laissez-moi lui payer ma dette.

Manfa frémit de tout son corps; elle avait reconnu son méchant cousin Sell-à-Gorn.

— Point de violence, vous dis-je, ou sinon

tout est fini, répéta l'autre chevalier, dont la stature gigantesque donnait à ses paroles une imposante autorité. — Vous autres, arrêtez ce manant.

Deux hommes mirent pied à terre et s'emparèrent du marin, qui sentait toute résistance inutile ; ils lui lièrent fortement les mains et le placèrent derrière l'un des cavaliers, auquel il fut assujetti au moyen d'un ceinturon. Ils s'acquittèrent de cette besogne avec une dextérité annonçant qu'ils n'étaient pas à leur coup d'essai en ce genre.

Pendant ce temps, le bourgeois, revenu du saisissement que lui avait causé cette attaque inopinée, voulut s'informer de quel droit on osait attenter à la liberté de paisibles voyageurs, sur le grand chemin de son altesse la duchesse.

— Vous le saurez toujours assez tôt, messire, lui fut-il durement répondu. En attendant, veuillez vous tenir en repos, sinon vous me forceriez de recourir à des moyens de rigueur qu'il me répugnerait d'employer.

— Messire, dit la jeune fille d'un ton calme et fier, savez-vous bien qui nous sommes, pour oser nous traiter ainsi.

— Je le sais, répondit le grand chevalier, en s'inclinant avec une sorte de courtoisie.

— Vous, soudards, le savez-vous, reprit-elle avec énergie : savez-vous de quel crime odieux on vous rend les vils complices?

— Ces gens-là sont sourds, vous les invoquez en vain. Au reste, sachez que celui à qui nous obéissons justifiera envers vous des droits qui le font agir.

La jeune fille pâlit et baissa la tête sans mot dire.

— En marche, soudards; attention.

Les gens d'armes, au nombre de vingt, s'étaient rangés sur deux files, entre lesquelles nos voyageurs étaient placés les uns à la suite des autres. Un homme d'armes les séparait afin de veiller sur eux et d'empêcher qu'ils ne communiquassent ensemble. Dans cet ordre, qui rendait toute évasion impossible, la troupe partit au grand trot.

On parcourut d'abord de mauvais sentiers tracés au milieu des champs, en évitant de traverser les hameaux, dont le voisinage était indiqué par les aboiemens des chiens. Cette contrée était parfaitement connue de ceux qui servaient de guides, car, malgré les fréquens détours qu'ils étaient obligés de faire au gré capricieux des sentiers, Hervé remarqua, en observant les étoiles, qu'ils suivaient une ligne directe courant nord et sud, pour employer son langage; d'où il conclut que, laissant Vannes derrière eux, ils ne devaient pas tarder à voir les côtes du Morbihan. Bientôt, en effet, le pays se découvrit; aux champs enclos succédèrent des terrains vagues, coupés en tous sens par des ruisseaux d'eau salée. Le sol marécageux tremblait sous les pieds des chevaux; des dépôts de vases, d'algues et de coquillages, laissés par les grandes marées, attestaient que ces plaines mouvantes étaient couvertes de fréquentes inondations, qui devaient en rendre l'accès très-dangereux aux étrangers.

L'assurance des cavaliers, qui n'avaient, pour se reconnaître au sein de ces marécages, que la lueur pâle des étoiles, ne faillit pas un seul instant. Si un ruisseau ou une crique aux rives escarpées semblaient de loin leur interdire le passage, il se trouvait aussitôt un gué facile à côté; et toute fondrière, en apparence impraticable, avait pour eux des sentiers sûrs, que nul indice ne marquait, et qu'ils savaient découvrir avec une rare sagacité.

Personne ne parlait dans la troupe. Le chef avait enjoint le silence à ses gens, et nos voyageurs n'étaient pas d'humeur à le rompre. Sell-à-Gorn se tenait à l'arrière, d'un air sournois et boudeur. Le chevalier que sa grande taille distinguait des cavaliers, par-dessus les têtes desquels on voyait briller son cimier, dirigeait tous les mouvemens; ce qui ne l'empêchait pas de surveiller les prisonniers, dont il ne s'éloignait que pour reconnaître un gué ou un sentier dangereux.

Ils entrèrent enfin sur une plage sablonneuse, où nul obstacle ne ralentit plus leur marche. Le bruit lointain des vagues, d'abord entendu comme un sourd murmure dans l'air, devenait plus distinct à mesure qu'ils avançaient; et bientôt on les distingua à la ligne d'écume dont elles étaient couronnées. La mer moutonnait légèrement, ses flots agités, soulevant à leur surface des myriades d'êtres lucifères resplendissant dans la nuit, semblaient des reflets métalliques répétant la lueur des étoiles. Une ombre mate se projetait sur l'immense plaine argentée qui occupait l'horizon ; on l'eût prise, à cette distance, pour un amas de rochers. Ce fut vers ce point que se dirigea la troupe, en passant sur une grève d'où la mer, à juger par l'humidité du sable, venait de se retirer. En approchant, nos voyageurs reconnurent que ce qu'ils avaient pris pour un amas de rochers était une forte tour crénelée qui, selon toute apparence, devait leur servir de prison. Soit que la marée ne fût pas encore au plus bas, ou que la tour fût entourée en tout temps, il virent au bout de la grève que la mer les en séparait.

Le chevalier fit faire halte, et, prenant un cor d'argent suspendu à son baudrier, il en tira des sons aigus imitant, à s'y méprendre, les cris plaintifs du cormoran. Aussitôt la porte de la tour fut ouverte par deux varlets portant des torches de bitume, dont la flamme ardente, agitée par le vent, se jouait sur ses murailles grises, et plongeait dans l'océan une longue traînée de lumière. Le chevalier, donnant le premier l'exemple, fit avancer sa troupe sur un fonds de sable ferme, où les chevaux avaient de l'eau jusqu'au ventre. Le soin qu'il prenait de guider ses gens, et l'attention que mettaient ceux-ci à le suivre en tenant leurs brides serrées, semblaient indiquer que ce passage n'était pas sans danger, même pour ceux qui le connaissaient. Néanmoins, ils arrivèrent sans accidens au bas d'une rampe en spirale, taillée dans le roc qui servait de base à la tour, et l'ayant gravie plus facilement qu'on ne l'eût imaginé, vu son rude escarpement, ils mirent pied à terre sur la plate-forme ménagée devant la porte. Sell-à-Gorn, s'approchant de Manfa avec une courtoisie odieuse, lui présenta la main pour l'introduire dans la tour.

— Misérable ! dit la jeune femme indignée, voulez-vous joindre l'insulte au crime ?

Et, se détournant avec horreur et mépris, elle suivit sa jeune compagne, qui entrait sur les pas du chevalier, dans une espèce de barbacane servant de défense intérieure.

— Le diable s'en mêle, je crois, dit Audren tout stupéfait ; elle ose me braver à ma barbe, quand j'aurais cru la colombe moins timide qu'elle : qu'on se fie donc aux apparences ! Ah ! cette colère n'est qu'un feu de paille après tout.

Manfa et les deux sœurs, précédées d'un varlet qui éclairait devant elles, furent conduites au deuxième étage de la tour, dans une vaste chambre aux murailles verdies et nues. Un lit sans rideaux, une table cassée, quelques chaises et des formes en composaient le misérable ameublement. L'air froid de la nuit, pénétrant par les châssis qui tombaient de vétusté, secouait en bouffées fumeuses la flamme sépulcrale de la torche, digne flambeau d'un pareil lieu.

A cet aspect, Manfa et les jeunes sœurs furent péniblement affectées. Le chevalier, remarquant l'impression de tristesse et de dégoût qui se peignait dans leurs regards, en conçut de l'humiliation.

— Il est vrai que cette chambre n'est pas des plus splendides, dit-il ; néanmoins il n'y manque rien, et ce qui peut compenser certaines délicatesses futiles, est l'entière sécucurité que vous garantit la foi du chevalier de Roguendas.

— J'avais besoin, en effet, d'une garantie si précieuse pour apprécier le mérite de cette prison, répliqua la jeune fille avec une fierté railleuse; la parole d'un chevalier si estimable est bien faite pour nous rassurer. — Demoiselle, veuillez donc vous assurer si la porte ferme en dedans.

Le chevalier se détourna brusquement et fit mine de se retirer, puis revenant sur ses pas il dit d'une voix agitée.

— On va vous allumer du feu et vous apporter à souper; je vous invite à demander aux varlets ce qui vous sera nécessaire.

— S'il faut juger de vos ressources par cette pièce, nos désirs doivent être restreints, repartit la jeune fille en lui tournant le dos.

Le chevalier sortit en tirant violemment la porte. Il trouva dans l'escalier, sous la garde de quelques hommes d'armes, Hervé, le bourgeois et Pab-Guignolé, dont la figure lamentable était un objet de curiosité des plus rares. Il ordonna de les conduire au donjon et se rendit dans la salle basse de la tour, éclairée par deux lampes de fer pendant de la voûte surbaissée. Il y trouva Audren qui l'arpentait d'un air sombre.

— Eh bien ! sont-elles sûrement logées ? demanda celui-ci en s'avançant à sa rencontre.

Le chevalier de Roguendas ôta son casque et le jeta sur la table d'un air de fatigue et d'humeur.

— Oui ! oui ! au surplus, allez-y voir, répondit-il d'un ton sec.

—Quelle mouche vous pique, Roguendas ? qui vous inquiète ou vous effraie ?

— M'effraie ! vous avez dit m'effraie ! s'écria Roguendas d'une voix qui résonna comme un tambour sous la voûte : par Dieu le père et Satan ! si vous n'étiez pas dans ma tour, je me croirais obligé de vous en demander raison.

— Vous êtes fou, Roguendas, dit Audren

froidement, je vous croyais meilleure tête.

— Oui, je suis fou ; c'est vrai, répéta Roguendas, mais il n'est pas vrai que vous me crussiez meilleure tête : c'est parce que vous me connaissiez pour un sot, une bête à foin et à chardons, un âne bâté, en un mot, que vous êtes venu finasser auprès de moi. Vous êtes un malin, Sell-à-Gorn, votre cœur est louche comme vos yeux ; mais, ventre Dieu ! si j'y reste, vous viendrez après moi, mon maître.

Audren attendit que cette bouffée de colère se fût librement exhalée avant de prendre la parole, et il crut, pour se disculper, devoir employer des ménagemens que rendait nécessaires le caractère de son hôte.

— Mon ami, dit-il, faites-moi la grâce de convenir que vous êtes injuste envers moi ; lorsque je vins vous annoncer l'occasion qui se présentait de payer une ancienne dette avec un honnête profit, ne m'avez-vous pas comblé de remercîmens? n'avez-vous pas envoyé sur-le-champ vos gens en campagne pour suivre la piste sur laquelle je vous avais mis?

— Eh! ventre Dieu! si je l'ai fait, n'est-ce pas grâce à vous, Sell-à-Gorn, qui m'avez entortillé comme un lapin dans un collet?

— Pardon, je vous ai seulement demandé votre concours pour mon compte, et vous avez voulu faire de cette affaire la vôtre.

— Eh bien! eh bien! cela se peut, dit le chevalier radouci; par Dieu le père! j'avais tort... Touchez là, ami Sell-à-Gorn. — Demain, au lever du soleil, le comte sera averti: s'il fait diligence, il arrivera dix heures après, le plaisir de trouver la pie au nid devra le rendre libéral.

— Ajoutez, mon brave Roguendas, les mille pièces d'or que vous viendrez puiser vous-même dans les coffres de Cap-Sizun, quand j'en prendrai possession.

— Oui, mais la petite à l'air décidé en diable, poursuivit Roguendas, sans écouter Sell-à-Gorn; jamais elle ne me pardonnera le tour que je lui ai joué; et qui sait si, pour lui plaire, le comte ne fera pas bon marché de mes services? Cette réflexion m'est venue en la regardant là-haut. Ventre Dieu! elle tient de famille; ce sera une rude commère.

— Quand je dis mille pièces d'or, reprit Audren sans faire semblant de l'entendre, vous comprenez, Roguendas, que c'est une manière de parler; entre nous, on ne compte pas; vous prendrez ce que vous voudrez.

— Vous êtes une langue dorée, Audren, dit sèchement le chevalier; me croyez-vous assez sot pour ne pas voir votre manœuvre? Par Saint-Paterne! les risques que j'encours par ma faute sont plus sérieux que vos promesses fondées uniquement sur les brouillards de la mer. — A vous dire vrai, je ne vois pas quel avantage vous reviendra de garder ici la femme de votre cousin... un rude jouteur, à ce qu'on dit.

— Craignez-vous donc, Roguendas, de vous l'attirer sur les bras? Bon! je me charge de sa seigneurie Joscius.

— La charge serait peut-être un peu lourde pour vos épaules, répondit le chevalier avec un sourire goguenard.

— Vous plaisantez, messire; mais le sujet est mal choisi, reprit Audren avec hauteur.

— Du tout, je ne plaisante point; foi de chevalier, je le crois comme je le dis. — Au surplus, ce n'est pas de batailler qu'il s'agit; revenons à notre affaire. Quand vous m'avez dit que la petite et le bonhomme prenaient de l'air sans permission, j'ai pensé que l'occasion était belle de rendre à la fille la peine que m'a causée le père, et que, de plus, celui qui les attraperait pourrait y trouver avantage. J'ai pensé! il serait plus vrai de dire que c'est vous qui me l'avez persuadé, afin de prendre en même temps la femme de sa seigneurie..... Mais dans quel but l'avez-vous fait? C'est ce qui me reste à connaître.

— Ah! vous en êtes encore là, mon bon Roguendas, dit Audren d'un ton supérieur : *beati pauperes*, votre place est gardée là-haut. — Quoi! ne comprenez-vous pas que, si je retiens la dame pendant un petit mois seulement, le château, les terres, les domaines de Cap-Sizun m'appartiennent, puisque tout espoir de remplir la sage condition de mon oncle, que Dieu garde! — dans le délai nécessaire, sera évanoui sans retour?

Roguendas marcha par la salle en ayant

l'air de réfléchir et revenant vers Audren, il dit en se grattant l'oreille :

— Ventre Dieu ! c'est bien pensé ; mais, Sell-à-Gorn, si la chose était commencée ? Ah ! diable ! adieu les mille pièces d'or !

— Si la chose était commencée ! répéta lentement Audren, en attachant son regard louche sur Roguendas avec une expression sinistre ; dans ce cas j'en donnerais dix mille sans regret, murmura-t-il d'une voix sourde.

— Ah je comprends à quel prix ! fit sèchement le chevalier : vous êtes un grand coquin, Audren. — Holà ! qu'on serve le souper.

— Mon digne hôte a des scrupules de bon goût pour un voleur de grand chemin, remarqua Audren en pirouettant sur le talon ; mais je saurai bien les vaincre. L'église ne nous apprend-elle pas que les enfans qui meurent avant de voir le jour s'en vont tout droit dans les limbes, ce qui les sauve de l'enfer.

En achevant cette réflexion, il s'assit à côté du chevalier. Les hommes d'armes qui avaient pris part à l'expédition entraient sur les pas des varlets qui apportaient le souper.

— A table, à table et mangeons bien, dit Roguendas, en montrant l'exemple à ses gens qui s'empressèrent de l'imiter.

## XVI.

La tour de Roguendas, située au fond du Morbihan, à l'est du château d'Aradon, commandait l'entrée de la rivière de Vannes par la passe qui existe entre la pointe de l'île au Moine et de l'île d'Ars. De temps immémorial, les navires qui fréquentaient ces parages y acquittaient un tribut, auquel les Roguendas n'avaient guère d'autre droit que l'usage de le prélever. Mais leurs exploits ne se bornaient pas à cet empiètement seigneurial ; on les accusait d'explorer en flibustiers le Morbihan, et de faire à l'occasion des incursions en grande terre, — pour me servir du style local. Malgré tout ils n'avaient jamais été riches, et le dernier Roguendas, dont la vigueur étonnante était réputée sans égale aux environs, voyait diminuer chaque jour ses revenus interlopes.

Le long règne pacifique du duc François II avait porté le dernier coup à ces nobles coupe-jarrets qui, n'ayant ni terres, ni vassaux, voulaient pourtant vivre en seigneurs. Roguendas avait été traduit plusieurs fois à la cour du duc, et condamné à des amendes qu'il n'avait jamais acquittées pour une excellente raison ; mais ne comptant plus dès lors sur une commode impunité, il se voyait réduit au rôle honteux d'obscur pillard qui dresse ses embûches dans la nuit, lorsque la mort de François, qu'il détestait de toute son âme, en livrant la triste Bretagne à la guerre, avait ranimé son audace. Mes lecteurs en ont vu l'effet.

La vieille tour à demi ruinée, où les oiseaux marins commençaient à faire leur nid, et dont les navigateurs depuis longues années n'apercevaient plus les feux, était revenue ce soir au plus beaux jours de son passé. Des jets de lumières sortaient par toutes les ouvertures depuis la base jusqu'au donjon, si bien que dans l'éloignement on eût pu la croire embrasée. Des cris, des rires, des éclats retentissaient comme autrefois quand le chef, au retour d'une expédition lucrative, régalait copieusement ses gens. Ceci me dispensera de décrire plus au long ce qui se passait dans la salle basse de la tour.

Au premier étage, où la galanterie autant que l'ordre nous appelle avant de monter au donjon, la scène était bien changée. Les prisonnières étaient assises sous le manteau d'une cheminée monumentale, devant un brasier ardent, alimenté par des bouts de planches goudronnées, des morceaux de membrures et des débris de tonneaux récemment tirés de la mer. Selon que la flamme atteignait les différentes substances dont ce bois était enduit ou qu'elles se combinaient entre elles, on la voyait se colorer de nuances bleues, pourpres et orangées, s'élancer par bouffées gazeuses ou se rouler en langues de feu. Quelquefois des pétillemens secs lançaient des éclats embrasés jusqu'au milieu de la chambre; à leur suite, des myriades de bluettes s'élevaient en fusées étincelantes dans le tuyau noir de suie.

La plus jeune des sœurs, assise sur un

escabeau, dormait d'un sommeil paisible, la tête appuyée sur les genoux de l'aînée. Les yeux fixes devant elle et le front chargé de soucis, celle-ci roulait machinalement entre ses doigts effilés les boucles brunes qui encadraient le visage pâle de sa sœur, frêle et délicate enfant destinée à une mort précoce.

La contenance de Manfa marquait l'état de son âme. Au moindre bruit elle frémissait et tournait les yeux inquiets vers la porte, oubliant qu'un solide verrou la défendait de tout attentat immédiat. Ses lèvres tremblantes priaient Dieu, son unique refuge désormais; mais son cœur éploré était tout entier à Joscius. L'idée d'en être séparée était la plus cruelle de toutes, et c'était en pensant à lui que son sort lui semblait affreux.

Ainsi plongées toutes deux dans leurs tristes pensées, elles ne comptèrent pas les heures. Cependant un sommeil de lassitude commençait à appesantir les paupières de la jeune fille ; elle porta doucement sa sœur endormie sur le lit commun qu'on leur avait préparé, et revint près de Manfa pour l'inviter à chercher un repos dont elle devait avoir besoin. Elle remarqua alors l'agitation de sa compagne.

— Vierge bénie ! pourquoi vous affliger ainsi, ma bonne demoiselle ? dit-elle avec intérêt.

— Hélas ! j'en ai bien sujet, soupira tristement Manfa.

— Quoi ! vous pleurez ! Eh ! bien, vous n'êtes pas raisonnable. Moi qui comptais que vous m'auriez consolée !

— Oui, j'aurais bien dû le faire, mais je n'en ai pas la force... Mon Dieu ! faut-il encore que je regrette de vous avoir rencontrés !

— Ah! le ciel sait si vos reproches me rendront plus sensible le regret que j'éprouve d'être cause de votre infortune, répondit la jeune fille avec sensibilité.

— Eh! quels reproches vous pourrais-je faire, à vous que j'enveloppe dans mon malheureux destin ?... dit Manfa en fondant en larmes. C'est une dernière affliction que le ciel eût dû m'épargner.

— En vérité, je ne vous comprends point, reprit la jeune fille étonnée ; tout à l'heure vous déploriez la rencontre qui nous a conduites ensemble...

— Eh! puis-je rester insensible aux maux dont je suis l'auteur ?

— Quoi! vous attribuez-vous donc le malheur dont nous sommes victimes?

— Pourquoi le dissimulerais-je? vous avez l'âme trop élevée pour en concevoir du ressentiment contre moi.

— Bon Dieu! quelle erreur est la vôtre! vous n'êtes pour rien dans tout ceci; c'est moi seule qu'ils ont voulu arrêter.

La noble dame leva les yeux sur sa compagne, et dit avec un sourire triste :

— Ma pauvre enfant, croyez-moi, c'est assez de nos épreuves sans nous charger de celles des autres.

— Ma bonne demoiselle, repartit la jeune fille d'un petit air dégagé tout-à-fait aristocratique, nous ne sommes plus au temps où des chevaliers discourtois s'emparaient, la lance au poing, des belles qui les avaient séduits.

La châtelaine, offensée de voir une petite fille bourgeoise prendre avec elle des manières si déplacées, lui témoigna par un silence réservé le mécontentement qu'elle ressentait de sa conduite; mais celle-ci ne paraissait pas d'humeur à se laisser imposer par la nièce d'un pauvre prêtre; et, trouvant ses prétentions exorbitantes, elle voulait le lui faire sentir, quand elle fut arrêtée par un bruit semblable à celui que produit un corps pesant lancé dans l'eau d'une grande hauteur. Elles tressaillirent toutes deux et prêtèrent l'oreille inquiète. Elles n'entendirent rien de plus. Cependant une pensée commune s'était offerte à leur esprit, et, sans parler, elles se communiquèrent la crainte qu'un crime vînt d'être commis.

La jeune fille courut à l'une des croisées et ouvrit vivement le châssis : tout était calme et silencieux au dehors.

— Ne voyez-vous rien? dit-elle à sa tremblante compagne.

— Ah! que la nuit est sombre! répondit Manfa, avançant sa jolie tête qu'elle retira en frémissant.

— Chut! taisons-nous, dit la jeune fille.

La porte de la tour venait de s'ouvrir ; un varlet portant une torche s'avança lentement jusqu'au milieu de la plate-forme, et, promenant la lumière autour de lui, il dit avec un rire d'ivresse.

— Ça, Lédentec, on t'a envoyé pour voir... tu es payé pour obéir...; donc, mon ami, il faut voir... — Quelle diable de nuit est-ce là? pas un brin de lune pour la commodité des gens. — Si j'étais un personnage d'importance, aussi bien que je suis un pauvre hère de rien du tout, je voudrais que le bon Dieu me rendît raison du pourquoi il ne fait pas jour la nuit... Sauf révérence, c'est un vice dans la création, et j'imagine que si on faisait deux soleils se relayant à tour de rôle ce serait plus satisfaisant. — Ah ça! qu'est-ce que j'ai donc vu? J'ai vu... que je n'ai rien vu... Voilà ma commission faite... Ce que c'est pourtant que d'être aux gages d'un maître ivrogne, à qui le vin tinte aux oreilles... A propos, voyons s'il en reste.

La porte se referma, et tout rentra dans le silence.

— Ce n'est rien, dit la jeune fille, nous nous sommes effrayées à tort.

— Dieu soit loué! murmura Manfa.

— Tout annonce que la nuit s'écoulera tranquillement; ne voulez-vous pas reposer?

Avant de se mettre au lit, elles s'agenouillèrent toutes deux pour implorer dans leur détresse le secours du Tout-Puissant.

Actuellement montons au donjon, où le bourgeois, Pab-Guignolé et le maître avaient été renfermés. Tout annonçait que depuis longues années il n'était plus habité que par les oiseaux de nuit. On n'avait pris d'autre soin, pour y loger les prisonniers, que d'étendre dans un coin une maigre litière de paille destinée à les coucher. Une lampe de fer fumeuse éclairait cette pièce en ruine, ouverte à tous les élémens.

Le bourgeois, la tête appuyée dans ses mains, était assis d'un air d'accablement profond sur le bout d'un banc écloppé, dont le chapelain occupait l'autre extrémité. Le digne père ne soufflait mot; il roulait autour de lui des yeux entièrement hébétés, et poussait des soupirs à fendre l'âme, chaque fois que sa main, par la force de l'habitude, descendait sur sa chère gourde, qu'il eût vidée plusieurs fois, si elle ne l'eût déjà été. Hervé, les deux mains dans ses poches, allait et venait à grands pas. De temps à autre, il s'arrêtait aux croisées, et promenait les regards du ciel étoilé à la mer toute blanche d'écume.

Une heure se passa ainsi. L'entrée d'un varlet qui apportait le souper causa une heureuse diversion. Hervé cessa de marcher,

Pab-Guignolé de soupirer, et le bourgeois lui-même fit trève à ses sombres pensées pour s'approcher de la table.

— A la bonne heure, dit le marin, je commençais à craindre que ce grand pendard ne nous laissât crever de faim... La vue de ces vivres me rassure ; c'est une preuve qu'il n'a pas de mauvais desseins contre nous. — Allons, poursuivit-il, après avoir goûté à tout ; le vin est sec, la fricassée appétissante... Il n'y a pas de raison pour avoir la larme à l'œil.

— Je vous admire, maître Hervé, dit tristement le bourgeois ; vous n'avez aucune inquiétude.

— Pas la moindre, assurément.

— Et si pourtant vos jours étaient menacés ?

— Heu ! quelle vraisemblance à cela ?

— Ou bien qu'on eût l'intention de vous laisser pourrir ici ?

— Bien fin qui m'y retiendrait, dit le marin, en donnant un tour d'épaule vers la fenêtre.

— Vous pourriez vous évader? s'écria le bourgeois dont la figure contristée brilla d'un éclair de joie.

— Ce serait déjà fait, mon vieux, si la curiosité et quelque autre chose encore ne m'eût pas retenu céans.

— Vrai! vous parlez sérieusement, reprit-il avec instance.

— Pourquoi donc pas. — Passez-moi la cruche, s'il vous plaît.

— Mais le moyen, mon digne maître... Les fenêtres sont grillées, la porte est des plus solides. Oh! par grâce, ne plaisantez pas.

Hervé, sans s'inquiéter de l'anxiété du bourgeois, but tranquillement à même la cruche, puis il fit claquer sa langue en véritable gourmet, s'essuya les lèvres avec le revers de sa main, et dit en branlant la tête :

— Le vin est ma foi bon ; je vous engage à y goûter.

— Au nom du ciel, répondez-moi !

Cette insistance mécontenta le marin.

— Est-ce que je vous gêne, reprit-il assez sèchement ; si je me trouve bien ici et que j'y veuille demeurer. — Au surplus, c'est une plaisanterie ; comment pourrais-je en sortir ?

Cette déception produisit sur le vieillard une cruelle réaction accompagnée de colère.

— Le malheur dont je suis victime ne vous autorise point à de telles familiarités ; les plaisanteries de cette espèce, que vous pourriez vous permettre avec vos égaux, sont déplacées envers moi.

— C'est différent, repartit froidement le marin. Je croyais que la charge de second maître que j'ai occupée à bord d'un galion royal me donnait rang de bourgeoisie ; mais je vois qu'il en faut découdre. J'espère que votre seigneurie me pardonnera cette présomption, si je lui épargne désormais le désagrément d'être compromise dans ce bouge avec un homme de ma sorte.

Regrettant peut-être un moment de vivacité qui l'avait fait sortir des bornes, le bourgeois ne répondit rien. Mais entendant son compagnon prendre congé du chapelain et lui demander ses commissions pour la grande terre, comme s'il s'apprêtait à partir, il ne put s'empêcher de dire :

— Est-il vrai, vous allez vous évader?

— Je crois que votre seigneurie daigne m'adresser la parole, dit Hervé en s'inclinant profondément avec un sérieux comique.

— Par le divin Rédempteur ! oubliez, je vous en supplie, des paroles que je désavoue..... Maître Hervé, nous quittez-vous donc ?

— Diable vous y tenez bien! Est-ce par intérêt pour moi que vous me pressez ainsi?

— A quoi me servirait-il de dissimuler avec vous?.. Je voudrais vous charger d'une commission... la plus glorieuse que vous puissiez jamais remplir... qui vous rendrait riche pour le reste de vos jours... Ah! maître Hervé, si vous saviez quelle occasion la divine Providence...

— Sacredié, ça devient sérieux! interrompit Hervé, feignant de se laisser séduire par les paroles du bourgeois, dont il riait au fond du cœur... — Et vous dites que je serais généreusement récompensé?

— Il n'est rien à quoi vous ne puissiez prétendre.

— Vous me mettez l'eau à la bouche. — Votre seigneurie voudrait-elle m'avancer la cruche, ajouta-t-il en riant sous cape de l'empressement du bourgeois, qui le prenait pour sa dupe.—Si je demandais cent réaux d'or pour ma peine?

— Vous en aurez deux cents, que dis-je? deux mille, mon bon ami.

Hervé ouvrit de grands yeux.

— Peste, l'argent ne vous coûte point. Est-ce en aunant de la toile que vous avez acquis la monnaie de pareilles largesses? Justice de Dieu! quels coups de pouce il vous a fallu donner pour rogner sur la mesure.— Ah! je réponds que vous êtes un fin matois...

— Maître Hervé, dit le bourgeois, qui se mettait à la torture pour contenir son impatience, si vous doutez de ma parole, je suis prêt à vous signer l'engagement...

— C'est inutile; je n'ai que faire de vos écus. S'il vous était égal de m'obtenir une commission de maître sur un des vaisseaux de son altesse la duchesse, ça me chausserait beaucoup mieux.

— Vous l'aurez, j'en prends le ciel à témoin, répondit le bourgeois d'un ton de sincérité qui confondit le marin.

— Que n'ai-je ici le collier de saint Sané qui étrangle les menteurs, pour le passer au cou de ce digne bourgeois !...Ah! malgré son assurance, qu'ai-je besoin de cette épreuve pour savoir qu'il ment comme un juif ? c'est un effet du métier.—Eh bien ! c'est dit, vous me donnerez le commandement d'un vaisseau ; que faut-il faire pour l'obtenir ?

— Vour charger de porter une lettre qui informera nos amis de notre malheur.

— C'est tout ?

— C'est tout... Vous voyez que c'est bien facile.

— Si c'est facile, que n'y allez-vous, messire ? dit le marin tranquillement.

— Maître Hervé, ne vous fâchez pas, dit-il d'un air suppliant, ma reconnaissance, celle de mes filles et de beaucoup d'autres personnes vous sera acquise pour la vie. — Nest-ce pas, je vais écrire ma lettre?

En parlant ainsi, il atteignit une écritoire de velours renfermant de l'encre, des plumes, un rouleau de vélin blanc et un gros cachet d'argent orné d'une magnifique monture. Hervé, assis devant lui, observait tous ses mouvemens avec un sourire narquois qui se mêlait parfois à une curiosité naïve. Il éprouvait tour à tour le désir de tourmenter le bourgeois impertinent qui croyait l'éblouir par ses fallacieuses promesses, et le sentiment vague d'une supériorité qu'il subissait sans se l'avouer.

— Les armes de sa seigneurie sont élabourées la-dessus, dit-il en prenant le cachet; une aune et une plume en sautoir brodant sur un fond d'argent. — Ah! ma foi c'est du blason! des hermines, un lévrier, une couronne... Mais ça ressemble, par le ciel! au sceau que tient le chancelier, monseigneur de Montauban.

A ce nom, le bourgeois, tout absorbé en lui-même, leva la tête comme un homme qui est éveillé en sursaut, et dit avec distraction :

— Que désirez-vous, maître Hervé ?

— Moi, rien du tout; je faisais la réflexion que ce cachet ressemble au sceau de monseigneur le chancelier.

Le bourgeois ne se crut pas dans l'obligation de répondre à une pareille observation autrement que par un sourire, qui parut très-impoli au marin. Cependant il le laissa finir sa lettre sans marquer son mécontentement.

— Eh bien! maître Hervé, êtes-vous prêt ?

— J'attends vos instructions, messire.

— Cette lettre est destinée au comte de

Dunois, qui tient garnison à Redon; vous n'aurez qu'à la lui remettre. — Maître Hervé, allez-vous partir cette nuit?

— Sur l'heure.

— Ah!

— Sur l'heure, c'est-à-dire si je peux.

— Comment! vous...

— Bouline de Dieu! vous en parlez à votre aise, s'écria méchamment Hervé, dans le seul but de causer de nouvelles transes au bourgeois..... Comment vous y prendriez-vous?

— Moi! en vérité je n'en vois pas le moyen, dit le malheureux bourgeois en parcourant la chambre d'un regard désolé.

— Il faut donc que je vous le dise. Regardez un peu cette fenêtre; elle est grillée, mais les barreaux ne tiennent plus, la rouille y a mis bon ordre. Il s'agit d'en écarter un, de descendre le long de la tour en profitant de tous les joints que le temps a creusés entre les pierres, et de se jeter ensuite la tête la première dans la mer pour atteindre la côte à la nage. — Ce n'est pas le diable, après tout; ça vous va-t-il d'en essayer? — Vous ne dites mot, et je comprends que ce n'est guère de votre âge : il faut donc que je m'en charge.

Tout en parlant, il démonta la traverse d'un lourd banc de chêne et glissa entre deux barreaux l'une de ses extrémités.

— Voilà les finesses du métier. Un marin a plus de ressources dans son sac que le plus madré ribaud. Un coup d'anspect et la cage va être ouverte.

En effet, une rude secousse suffit pour dégager les barreaux oxydés. Il se débarrassa de ses vêtemens les plus lourds, en fit un paquet qu'il s'attacha sur les épaules; et, serrant la main du bourgeois qui tremblait d'aise et d'émotion, il passa par l'ouverture, prêt à effectuer gaîment sa périlleuse entreprise.

— Digne marin, que tous les saints vous protégent! dit le bourgeois oppressé : prenez bien garde à vous... Ah! ciel, quelle audace! Je veux que votre nom soit glorifié dans tous les siècles.

Hervé avait déjà tout le corps sorti, sa tête seule paraissait encore. Dans cette position dangereuse il ne put résister au désir malicieux de faire pièce une dernière fois au bourgeois.

— Messire, dit-il, réflexion faite, la marine est un rude métier. Si vous me donniez, à la place d'un commandement, votre fille aînée en mariage et un coin de votre foyer.

— Tu lasserais la patience d'un saint, s'écria le vieillard d'un ton de colère et d'indignation confondues. Va-t'en, je ne t'écoute plus.

— Allons, ne nous fâchons pas, c'est histoire de plaisanter. Je laisserais vos deux filles et vous avec, pour un sourire de la pèlerine. — A propos, si l'on vient vous délivrer, il est convenu que vous l'emmènerez avec vous, ainsi que le digne prêtre qui ronfle si bien sur sa paille.

— J'en prends l'engagement sur mon âme.

— Adieu donc.

Le bourgeois le vit glisser en rampant comme un lézard sur les murailles de la tour. Cramponné aux barreaux, comme s'il eût craint d'être entraîné après lui, il éprouvait par tout le corps une cruelle horripilation, en suivant de l'œil le marin, suspendu, sans aucun point d'appui visible, au-dessus des récifs aigus qui formaient la base de la tour. Cependant celui-ci arriva sans accident au-dessous du premier étage; là, il trouva les joints bouchés. Une résolution extrême pouvait seule le tirer de ce péril imminent : Hervé n'hésita pas; les coudes et les genoux appuyés contre la muraille, il rassembla toutes ses forces pour s'élancer en arrière. Le succès couronna cet acte d'audace; il tomba en dehors des rochers, au milieu des vagues qu'il fendit d'un bras vigoureux. Inondé d'une sueur froide, le bourgeois se prosterna devant la croisée pour rendre à Dieu de dévotes actions de grâces.

Favorisé par le flot, Hervé, nageur consommé, arriva promptement à la côte. Il se secoua comme un barbet qui sort de l'eau; et, tout grelottant, il revêtit ses habits qui n'étaient pas des plus secs.

— Diable, la nuit est froide, dit-il; cette brise de nord-est invite à gagner le large. —

Ah ça, orientons-nous un peu, car, si je passe par les marais, je cours risque de m'y piquer comme un clou dans un coin de beurre. L'étoile nord brille droit sur Vannes, au nord-est passe la rivière, et la côte court au nord-ouest; c'est par là qu'il me faut aller : à la hauteur d'Aradon je dois trouver un chemin. — Au revoir, demoiselle ma mie, poursuivit-il en portant un dernier regard vers la tour; foi d'Hervé, je te tirerai de ce vilain nid à rats, ou bien donc le diable s'en mêlera. — Et ce vieux renard de bourgeois qui doit me donner le commandement d'un vaisseau... Ah! ah! la promesse est bonne... Mais je lui ai donné assez de fil à retordre, je le tiens quitte avec ça. — Je vais mettre au sec son chiffon de parchemin dans la poche de mon gilet, et si jamais je vais du côté de Redon..... Mais j'ai d'autre souci pour l'heure.

En achevant, Hervé, pour me servir de son langage, serra le vent au plus près avec toutes ses voiles dessus. A quelque distance il trouva, comme il l'avait présumé, un sentier frayé qui s'enfonçait dans les terres, et le prit sans hésiter en piquant franc nord pour gagner la route de Vannes.

Ceux qui ont voyagé de nuit dans un pays inconnu comprendront que notre marin eut souvent besoin de consulter les étoiles, et qu'il dut faire en circuits et en tâtonnemens le double au moins du trajet. Enfin, après avoir surmonté beaucoup d'obstacles et évité quelques dangers, il arriva, sans autre accident que des contusions sur son corps et des taillades dans ses habits, au bord de la route de Vannes.

— Le diable soit de la terre! dit-il en se laissant tomber hors d'haleine au pied d'un arbre, parlez-moi d'avoir sous les pieds une bonne barque filant huit ou dix nœuds à l'heure ; mais des croisières comme celle-ci, j'en ai tout autant qu'il m'en faut. Oui, j'aimerais mieux passer les Fourchées de Pen-Marc'h, doubler le raz de Cap-Sizun ou même entrer dans le Four avec un grain de sud-ouest, que..... Oui, ma foi, je l'aimerais mieux ! — Si j'étais dans mon hamac, je dormirais bien un somme. Toutes ces aventures qui m'arrivent en si peu de temps m'ont rendu la cervelle comme une boussole affolée..... Ah ! je suis bien à l'aise ici.

En faisant cette réflexion, il s'étendit en bâillant sur les racines de l'arbre qui lui servait d'oreiller, et dormit une heure environ, après quoi, parfaitement remis, il prit le chemin de Vannes.

# XVII.

Manfa et sa compagne, éveillées par l'inquiétude, quittèrent le lit aux premiers rayons du jour. La jeune fille dormait encore, mais ce long sommeil ne l'avait point reposée : ses traits délicats étaient plus défaits que la veille, et son souffle embarrassé révélait un mal intérieur épuisant les sources de la vie.

— Pauvre petite sœur, dit l'aînée en arrangeant les couvertures autour d'elle avec une tendre sollicitude... Bientôt elle s'endormira pour ne plus se réveiller.

Mansa essaya de lui donner quelque espoir.

— Oh! non, c'est fini! dit-elle, je sais que ses jours sont comptés... Il y a si longtemps que je vois les progrès de la maladie qui la tue... Et son état empire toujours... C'est une chose bien douloureuse, continua-t-elle avec des larmes dans la voix, que d'assister au dépérissement d'une pauvre chère créature, de lui montrer un gai visage lorsqu'on a le cœur navré, et de nourrir son esprit dans les charmes d'un avenir qui ne luira jamais pour elle.

La châtelaine, compatissante aux chagrins de sa compagne, passa affectueusement son bras sous le sien, et l'emmena du côté de la croisée, espérant que la vue d'objets nouveaux ferait diversion à ses douloureuses pensées.

La perspective qui s'offrit à leurs regards était sombre et mélancolique. La marée basse découvrait une grande étendue de grèves, au-delà desquelles on apercevait la noire verdure des marécages coupés çà et là par des flaques d'eau croupissante. Les tours du château d'Aradon se détachaient dans l'éloignement sur un massif de bois qui occupait le dernier plan de l'horizon.

— Tout est triste, morne et désert, dit la jeune fille en soupirant ; aucune chance de salut ne nous est laissée, personne à qui faire connaître notre malheureux destin ! Mais pourquoi m'affecter ainsi ? poursuivit-elle avec un accent animé : est-ce pour rendre le succès de leur trahison plus facile ? Ah ! ceux qui croient me réduire apprendront à me connaître! je serai digne du sang qui coule dans mes veines et des amis fidèles que le ciel m'a conservés.

Manfa entendit avec étonnement cette sortie, qui lui fit craindre pour la raison de sa compagne.

— Ma chère enfant, dit-elle avec douceur, que sert de vous armer contre des maux imaginaires; seule ici je suis menacée.

— Plût à Dieu! répartit la jeune fille, car d'un mot alors je ferais ouvrir devant vous les portes de cette sombre tour.

Pour le coup, la châtelaine crut que sa compagne déraisonnait entièrement ; elle n'osa pas lui répliquer de peur que la contrariété ne fît qu'augmenter sa folie.

— Mais, continua celle-ci d'un ton parfaitement calme, je serai moins entière que vous; je veux bien croire que, par une rare coïncidence, nous sommes toutes deux menacées, à condition que vous m'en accordiez autant.

La conversation en resta là sur ce sujet: elles venaient de s'avancer à l'autre croisée de la tour, ouvrant sur le Morbihan.

— Ces voiles, là-bas, là-bas, qui s'élèvent à l'horizon, demoiselle, les voyez-vous ? dit la jeune fille, en plongeant un regard vif sur la nappe d'eau qui s'étendait devant elles : quel admirable spectacle doit offrir d'ici une tempête ! Je ne sais pourquoi la mer me rend pensive et m'exalte à la fois ; il semble, en contemplant son immensité infinie, que mon âme s'agrandit comme elle.

Une partie de la journée se passa sans rien apporter de nouveau. Les deux sœurs s'entretinrent assez long-temps ensemble, à côté de l'une des croisées, pendant que la châtelaine, plongée dans ses tristes pensées, était assise devant l'autre.

Le déjeuner leur fut apporté par Ledentec, encore un peu gris de la veille, et qui remplit le même office auprès des hôtes du donjon, sans remarquer l'absence d'Hervé, représenté par un mannequin que le bourgeois avait arrangé sur la paille, afin de cacher son évasion aussi long-temps que possible.

Dans l'après-midi, les sons prolongés d'un cor se firent entendre vers la côte. Un chevalier et un prêtre, suivis de quelques hommes d'armes, étaient arrêtés sur la grève. Manfa eut une lueur d'espérance; car, au pouvoir de Sell-à-Gorn, elle n'imaginait rien de pire, et tout lui semblait préférable.

La jeune fille pâlit, la haine et la colère brillèrent dans ses yeux; elle pressa sur son sein, par un mouvement convulsif, sa jeune sœur qu'elle attira dans la chambre.

—Viens, mon Isabeau, dit-elle, il ne convient pas que nous demeurions ici.

Le sire de Roguendas parut alors sur la plate-forme ; il fit signe aux arrivans de l'attendre, et, sautant sur son cheval que lui amena un varlet, il descendit la rampe au galop pour aller à leur rencontre. Bientôt après, toute la troupe, guidée par lui, mit pied à terre devant la tour. Le chevalier arrivant était âgé de quarante-cinq ans environ. Sa figure couperosée avait une expression de dureté et de hauteur repoussante. Ses membres étaient mal faits, mais ils annonçaient la vigueur et conservaient encore l'activité de la jeunesse.

Sell-à-Gorn et Roguendas se confondirent en politesses que le chevalier reçut avec un grand flegme, et, passant sans cérémonie devant eux, il entra, le casque au front, dans la salle basse, où il s'assit nonchalamment sur la table. Alors, faisant signe d'approcher au prêtre qui l'accompagnait, il versa deux coupes de vin, sans attendre d'invitation.

— Roguendas, votre vin a goût de fût, dit-il en posant la coupe; je vous enverrai quelques barils d'Alicante à la première occasion.

— Votre seigneurie...

— C'est bien ; causons de nos affaires. Ce chevalier est-il des vôtres ?

— C'est un ami, le sire Audren de Plouhinec, qui sera, avant peu, amiral des côtes de Bretagne...

— Ah! ah! je connais cette histoire; le terme est-il donc expiré ?

— Il le sera sous neuf mois, dit Sell-à-Gorn en souriant avec malice.

— Ce temps est long pour votre espoir.

— Maître Audren saura l'abréger, dit Roguendas, en clignant l'œil.

— Et comment ? expliquez-vous !

Roguendas, jetant sur Audren un regard

embarrassé, fit craindre à celui-ci qu'il ne dévoilât son crime, il s'empressa de répondre :

— Il entend parler d'un vœu que j'ai fait aux sept saints bretons pour le succès de mes désirs.

— Franchement, messire, je ne souhaite pas la déchéance de Joscius, repartit le chevalier d'un ton sec. — Roguendas, venons au fait. La nouvelle que vous m'avez mandée...

— Est vraie en tous points, monseigneur, dit Roguendas en s'inclinant.

— Saint Jacques soit loué! et vous, mon brave, comptez sur ma reconnaissance.

— Je crois que j'en aurai besoin; car je me trompe, ou madame Anne a une dent de lait contre moi.

— Lubie de fille ; plus tard elle vous remerciera...

— Mais en attendant, si monseigneur n'y prend garde...

— Ah! quel souci! Doutez-vous de ma parole? — Comment avez-vous su que Madame Anne de Bretagne voyageait sur la route de Vannes, quand on la croyait dans l'évêché de Saint-Pol.

— C'est Audren qui me la dit, et lui qui a monté le coup; mais votre seigneurie ne lui est pas redevable, attendu qu'il ne l'a fait que pour me décider à agir pour son propre compte. — A chacun son lot, c'est justice, ajouta Roguendas en se tournant vers son complice.

Le comte d'Albret — je dois enfin le nommer, puisque l'incognito de la duchesse est levé, — l'œil animé et les sourcils rabattus, arpenta la salle à grand pas, et s'arrêtant en face du prêtre :

— Pab-Gildas, voulez-vous l'informer de mes intentions?

— Je crois qu'il serait plus convenable que votre seigneurie fît elle-même cette démarche.

— Vous craignez sa colère, dit le sire d'Albret avec un sourire dédaigneux; Roguendas s'en chargera.

— Ah! ceci va mettre le comble, murmura le chevalier; décidément c'est fait de moi.

— Le choix du messager, continua le comte en remarquant la mine refrognée de son hôte, témoignera à notre rebelle fiancée de l'esprit qui nous anime.

— C'est l'histoire du chien fidèle commis par un jaloux pour garder l'honeur de sa femme, dit Roguendas avec humeur.

— Eh! fit le comte.

— Le chien fit bonne garde au logis; les

galans n'osèrent approcher, et le mari, croyant ses soupçons mal fondés, apporta un soir à sa femme la langue du pauvre chien en signe de réconciliation.

— Vous êtes ingénieux, Roguendas, dit le sire d'Albret en souriant ; je vous engage ma foi de comte couronné qu'il ne vous arrivera mal. Est-ce assez pour vous rassurer?

— Après une telle garantie, j'aurais mauvaise grâce...

— Or ça, écoutez-moi, interrompit le comte : Vous allez vous rendre auprès de son altesse, lui annoncer mon arrivée, et lui offrir mes complimens respectueux... Non, laissez les complimens, je n'en dois point à qui m'offense... Vous lui direz que je viens ici réclamer l'exécution de l'engagement qu'elle a contracté avec moi de sa libre volonté; que j'ai amené un prêtre pour serrer d'une manière irrévocable les nœuds qui déjà nous unissent, et que je suis résolu, surtout retenez bien ceci, à user dans leur entière plénitude des droits qu'elle m'a donnés sur elle, droits que le feu duc François a reconnus et sanctionnés à sa mort. — Avez-vous bien compris, messire?

— C'est assez clair, répondit le chevalier d'un ton rauque.

— Eh bien! allez.... Ah! un moment.... Dites-lui que la cérémonie est fixée à demain sept heures. La nuit porte conseil; je ne veux pas la prendre dans le feu d'un premier mouvement. — Eh! Roguendas, n'allez pas faire le doucereux et mitiger mes paroles. S'il vous plaît de les rendre plus expressives, vous en êtes libre, mon ami.

— Je n'aurai garde, elles le sont assez déjà, murmura Roguendas en se dirigeant d'un air contraint vers l'escalier.

Le comte d'Albret fit un geste de pitié en

le regardant s'éloigner, et s'assit aussi tranquille en apparence que s'il venait de le charger de la plus simple commission.

Au bout de quelques minutes, on entendit Roguendas descendre les marches deux à deux, et il entra rouge et essoufflé dans la salle.

— Eh bien ! qu'y a-t-il, Roguendas?

— Au diable ! au diable ! elle m'a joliment mené, dit le chevalier en secouant sa grosse tête chevelue.

— Vous aurait-elle dit des choses dures ? demanda le comte d'un ton d'intérêt railleur.

— Oui, j'en réponds, les oreilles m'en tintent encore ; mais ce qui peut me consoler, c'est que votre altesse n'a pas été épargnée. A tout seigneur, tout honneur, vous avez eu le gros lot.

— Mais, enfin, qu'a-t-elle répondu ?

— Répondu, dit Roguendas en levant les

yeux au plancher ; ma foi, j'ai la mémoire trop courte pour vous le dire par le menu ; mais j'aurais donné six deniers pour que vous l'eussiez entendue. Ventredieu ! je crois qu'elle vous aurait ôté l'envie de la prendre pour femme.

— Au dernier mot, elle refuse? dit le comte avec impatience.

— En bons termes, vous pouvez m'en croire... Vraiment, je n'aurais jamais cru qu'une petite fille, haute comme ma botte, pût me réduire à merci.

— Pab-Gildas, dit le comte sans l'écouter, vous voyez que j'ai épuisé tous les moyens de douceur : venez dehors, j'ai besoin de vous parler.

Dès qu'ils eurent quitté la salle, Sell-à-Gorn, inquiet de l'issue de son entreprise, voulut pressentir les dispositions de Roguendas envers lui : il les trouva fort mauvaises.

Le chevalier, frappé de la coïncidence qui existait entre le chien fidèle et lui, redoutait un pareil destin; il maudissait Audren qui l'avait mis dans cette position fâcheuse, et lui déclara nettement que, loin de l'assister dans ses criminels desseins, il ne souffrirait pas qu'il arrivât le moindre mal à la femme de l'amiral, voulant, s'il se pouvait, faire oublier par ses égards la violence qu'il avait commise contre elle. Audren s'aperçut, au ton du chevalier, que toute insistance ne ferait que l'indisposer davantage; et, craignant qu'il ne fît au comte d'Albret une confidence qui pourrait lui attirer une mauvaise affaire sur les bras, il résolut de partir avant que personne songeât à l'en empêcher. Une heure après il s'éloignait de la tour.

Après une courte conférence avec le prêtre, le comte d'Albret, bannissant tout cérémonial, entra sans se faire annoncer dans la chambre des prisonnières.

Anne, en proie à l'irritation que lui avait causé le message insolent apporté par Roguendas, allait et venait dans la chambre en frappant ses petits pieds contre les dalles insensibles, sans s'inquiéter de répondre aux questions de sa compagne surprise de cet emportement. A l'aspect de d'Albret une vive rougeur couvrit son front; elle lui lança un regard où la haine le disputait au mépris, et, se détournant brusquement, elle fut s'asseoir dans l'embrasure de la croisée.

Cet accueil n'avait rien qui dût surprendre d'Albret; c'était la suite naturelle de sa conduite envers elle et de l'aversion qu'elle lui avait toujours marquée. Et peut-être, en cette conjoncture, décidé à employer la violence pour triompher de ses refus, ne fut-il pas fâché que le caractère altier et fougueux de la fille de François II lui fournît un moyen de colorer l'acte odieux qu'il méditait. Il traversa la chambre d'un pas assuré et prit place en face d'Anne sur l'un des bancs de pierre qui occupaient l'embrasure de la croisée, formant dans les épaisses murailles une sorte de cabinet.

Manfa, commençant à comprendre qu'elle n'était pas seule impliquée dans l'attentat dont elles avaient été victimes, se retira à l'autre croisée de la tour, afin de respecter les secrets que sa jeune compagne n'avait pas voulu lui confier.

En voyant le chevalier se placer si librement à côté d'elle, Anne se recula en exprimant par son geste qu'elle le faisait plutôt par dégoût que par peur. D'Albret, peu soucieux de ces mépris, se rapprocha d'elle avec le plus grand sang-froid pour regagner le terrain qu'il avait perdu, puis, allongeant les jambes et mettant sans intention apparente le bout de sa longue épée sur le banc qu'elle occupait, il la tint ainsi acculée dans l'angle du mur.

— Madame, dit-il d'une voix dure qui n'avait rien de propre à flatter l'oreille d'une jeune fille, je vous dois des excuses pour la manière dont vous avez été amenée ici et le délai involontaire que j'ai mis à venir vous assurer que vous n'aviez rien à craindre.

Anne leva sur lui un regard dédaigneux, et d'un signe aussi hautain que si elle eût écouté, revêtue du manteau ducal, devant ses États assemblés, la requête d'un sujet coupable, elle l'invita à poursuivre.

— Il n'a pas fallu moins pour m'y déterminer que la nécessité de vous soustraire à l'influence des conseillers perfides qui égarent votre jeune raison. Trop intéressés à perpétuer un état de choses qui favorise leurs projets, pour être émus des maux qui désolent la patrie, ces vils intrigans abusent de votre inexpérience au profit de leur ambition. J'ose croire que, rendue à vous-même, une nuit de réflexions a dû suffire pour vous montrer la perfidie de leurs manœuvres et vous rappeler ce que vous devez à vous-même, à votre peuple et à moi.

La duchesse avait eu peine à l'écouter jusqu'au bout. Dès qu'il eut achevé, elle s'écria d'une voix émue d'indignation :

— Eh quoi! messire d'Albret, est-ce bien à moi, Anne de Bretagne, que s'adresse un pareil langage? Je vous l'avouerai, quelle que fût mon opinion sur votre compte, je n'aurais pas cru jusqu'ici que vous eussiez eu la criminelle témérité de commettre un pareil attentat sur ma personne, et la rare insolence de le justifier. Parce que je suis jeune et d'un sexe faible, vous avez cru me réduire par la terreur ; mais la race dont je descends m'a légué, avec sa fierté, la gloire de porter sa devise : *Potiùs mori quam fœdari.*

— Personne plus que moi n'est intéressé à vous la voir respecter, repartit sèchement d'Albret. C'est pourquoi vous représenterai-je que votre propre dignité, à défaut d'autre motif, exige que vous honoriez celui qui vous donnera son nom.

— Ne l'espérez pas, messire; jamais, non jamais, vous n'obtiendrez mon consentement.

— Je saurai m'en passer, madame. Et pourquoi vous le demanderais-je? vous me l'avez déjà donné.

— Messire d'Albret, reprit Anne en trahissant une émotion dont elle n'était pas maîtresse, est-ce à ma vie, à mon honneur que vous en voulez?

— Votre honneur n'a rien à craindre de moi, puisque j'en suis le gardien, repartit d'Albret; et quant à votre vie, madame, je n'ai pas besoin de vous dire à quels titres elle m'est précieuse. Destiné par votre père, le regrettable François II, à l'honneur de vous posséder, fort du droit inaltérable que vous m'avez donné sur votre personne par un engagement solennel contracté aux pieds des autels, je prétends le faire valoir.

— C'est infâme ce que vous dites là ! s'écria Anne avec force. Non, messire, vous n'avez pas d'autres droits sur ma personne que ceux du vil ravisseur sur la victime de sa lâcheté. Cessez donc d'en appeler au vain simulacre d'une union contre laquelle j'ai protesté dès l'âge de discernement.

— On ne rompt point ainsi les nœuds sacrés du mariage, répondit d'Albret avec son même sang-froid. Bon Dieu ! de quels scandales n'aurions-nous pas à gémir si toute femme pouvait, au gré de son humeur fantasque, briser avec le sacrement ! Je suis fâché que vous regrettiez aujourd'hui de m'avoir pour époux. Quoi qu'il en soit, mes sentimens à votre égard n'ont pas varié, et je me flatte qu'avant un mois...

— C'est pousser trop loin l'impudence, interrompit Anne en frémissant de colère.

— Madame, reprit d'Albret que rien ne déconcertait, je sais que la patience et la modération sont deux vertus essentielles pour un mari ; c'est pourquoi j'attacherais peu d'importance à vos sorties déplacées, si je n'y trouvais la preuve que vous êtes sous l'empire d'une étrange illusion dont il m'importe de vous tirer. Sachez-le donc, je ne vois pas en vous la duchesse de Bretagne ; vous êtes mon épouse, rien de plus. En conséquence, je vous invite à vous soumettre, sans quoi je me ferai justice. Maintenant, m'avez-vous compris ?

— Messire d'Albret, répondit la jeune

duchesse, cherchant à cacher ses craintes trop réelles sous un air de dignité, n'étant point habituée à m'entendre parler ainsi, je ne saurais vous comprendre.

— Eh bien! madame, reprit d'Albret, dont le sang naturellement vif commençait à s'enflammer, s'il faut vous le dire sans biaiser, vous m'appartiendrez avant de sortir d'ici.

— Quoi! misérable, s'écria Anne, dont l'indignation surmonta un instant l'effroi, vous oseriez attenter...

— Je n'oserai rien que je n'aie le droit de faire, repartit durement d'Albret. C'est dit, madame, vous me cèderez de bonne grâce, ou, de par Dieu, nous verrons!... Toutefois, comme je souhaite ardemment de ne vous donner aucun motif sérieux de plainte, dans l'espoir que la réflexion vous rendra plus raisonnable, je vous laisse la nuit entière pour méditer à loisir. Demain un prêtre nous bénira.

En achevant, il se leva, fit quelques pas pour sortir, et se retournant vers la jeune duchesse, dont le saisissement avait paralysé les forces, il dit d'un ton résolu :

— Pensez-y bien, madame, le temps des délais est passé ; il faut que vous m'apparteniez.

Il sortit sur ces paroles.

La nuit trouva les prisonnières assises, comme la veille, devant la grande cheminée. Manfa, affectée de l'état de trouble et d'agitation douloureuse où la visite du comte avait laissé sa jeune compagne, surmonta ses propres chagrins pour lui témoigner l'intérêt qu'elle prenait à elle ; mais ses paroles affectueuses et ses douces consolations n'eurent point le secret de gagner l'âme indignée de la duchesse, et elle dut enfin renoncer à chercher des remèdes pour des maux qu'elle ignorait. La discrétion qui l'avait fait se retirer à la croisée durant la visite du comte l'empêcha également d'en demander le sujet ; de sorte que sa noble compagne n'était encore à ses yeux que la fille d'un simple bourgeois, de même que la dame de Cap-Sizun était pour Anne la nièce d'un prêtre. Cependant, une conformité d'infortune et les qualités que chacune d'elles trouvait en l'autre leur inspiraient une sympathie réciproque qui faisait tolérer à la duchesse le ton affectueux et bienveillant à la fois de la femme de l'amiral, et supporter à celle-ci les manières parfois trop aisées et familières de sa compagne, dont la pétulance et les boutades inexplicables formaient un si grand contraste avec sa dignité calme.

La duchesse profita du sommeil de sa jeune sœur, endormie sur ses genoux, pour rompre le silence qu'elles gardaient depuis deux heures. Tout se taisait dans la tour ; on n'entendait d'autre bruit que les pétillemens du feu et le grondement sourd des flots qui brisaient sur les récifs.

— Demoiselle, dit-elle d'une voix agitée, mais ferme, croyez-vous encore que mes alarmes étaient vaines ?

— Je les comprendrais mieux si la cause m'en était connue, répondit doucement la châtelaine ; cependant la visite du chevalier ne me permet plus de douter qu'elles étaient justement conçues.

— Demain, demain, vous saurez tout : vous apprendrez avec effroi de quelle contrainte inouïe on m'ose menacer.

Manfa regarda sa compagne sans savoir que lui répondre; elle trouvait dans ses paroles un caractère d'exagération déplacée pour une fille de son âge et de sa condition.

— Vous êtes étonnée, je le vois; mais

quand la vérité vous sera connue, vous frémirez d'épouvante.

— Ma chère enfant, dit Manfa, je ne peux croire que votre esprit ne s'exagère pas ses dangers. Il semblerait, à vous entendre, que votre vie fût menacée.

— Si mon honneur est en cause, ma vie ne l'est-elle pas aussi ? Ah ! bonne et chère demoiselle, quand vous saurez à quel degré d'avilissement un misérable veut me réduire..... Mais ce n'est pas de cela que je voulais vous parler..... Vous me verrez demain aux prises avec le crime ; si je succombe et que l'on vous parle de moi, rendez à ma mémoire un éclatant témoignage : dites que j'ai préféré la mort à l'infamie.

Manfa leva sur sa compagne un regard de compassion.

— Mon Dieu, pensa-t-elle, sa raison est égarée. Pauvre enfant ! que ferai-je pour elle ?

La duchesse se méprit à l'expression de ce regard, elle le crut inspiré par une fervente sympathie.

— Demoiselle, reprit-elle, demain je vous donnerai une marque de mon affection ; je compte...

Elle s'interrompit brusquement, et, levant le doit sur sa bouche :

— N'avez-vous rien entendu?

La châtelaine tressaillit.

— Rien. La porte est fermée au verrou.

— Ce n'est pas là... Ecoutez !

---

# XVIII.

Un bruit léger, mais distinct, se faisait à la croisée, comme si on cherchait à l'ouvrir.

—O ciel ! murmura Manfa, prête à défaillir sur sa chaise.

La duchesse, pâle et émue, conserva plus de fermeté.

— Il faut voir, dit-elle.

Comme elle allait se lever résolument pour reconnaître le danger, les volets s'ouvrirent tout grands ; un homme sauta dans la chambre.

— Bien le bonsoir, demoiselles, vous n'attendiez pas ma visite, dit-il en ôtant son bonnet et s'approchant d'elles en se dandinant sur les hanches.

— Maître Hervé ! s'écria Manfa. Ah ! le ciel soit loué, il vient nous sauver.

— Est-il vrai ! vous nous sauverez, brave marin ?

— Dieu aidant, ça pourra bien arriver, mon petit matelot joli, répondit Hervé galamment ; mais ne nous amusons point, il est molle mer à cette heure, si nous attendons le jusant, ce sera partie perdue.

— Eh bien ! partons, nous sommes toutes prêtes, dit Anne, occupée après sa sœur.

— Et Pab-Guignolé, et le père de ces petites, maître Hervé, ne les emmènerons-nous point?

— Pourquoi pas emmener la tour, pendant que vous êtes en train? repartit Hervé brusquement; non, il faut laisser les vieux, on les a guindés trop haut, et bonsoir la compagnie.

— Ils ne courent aucun danger et je les ferai délivrer, dit la duchesse, qui s'avançait en tenant la main de sa sœur.

— Une petite mère décidée! Voulez-vous passer la première, pour montrer le chemin aux autres?

— Comme il vous plaira, maître Hervé.

En deux minutes, le marin amarra fortement à un fauteuil un bout de corde dont il s'était muni, et faisant signe à la duchesse de monter sur la croisée:

— Placez-vous là, demoiselle, et tenez-vous ferme surtout... C'est ça... — Mais regardez-la donc, ne dirait-on pas une duchesse qui se prélasse sur son trône... Anne, notre maîtresse, que Dieu garde, n'est pas sur le sien aussi à l'aise que vous.

La nuit était sombre et sans étoiles, la mer mugissant sous leurs pieds était séparée par un abîme de ténèbres, où s'égarait la vue des prisonnières épouvantées. La jeune Isabeau, toute tremblante, pressait encore la main de sa sœur, qui tremblait mais n'hésitait pas.

— Maître Hervé, dit-elle, une fois descendue, que ferai-je ?

— Soyez tranquille, vous trouverez de braves garçons qui vous arrimeront bien au sec sous le franc tillac d'une bonne barque. — Faut-il filer, êtes-vous prête ?

— A la grâce de Dieu ! murmura Anne, en levant ses beaux yeux au ciel.

Hervé laissa couler la corde. En voyant sa

sœur disparaître, la jeune fille, plus morte que vive, cacha la figure dans ses mains. Bientôt le fauteuil remonta, libre de son premier fardeau.

— A votre tour, ma petite, vous voyez que ça va tout seul, dit Hervé en plaçant la jeune Isabeau, qui se laissa faire docilement. Elle descendit aussi heureusement que sa sœur, et le fauteuil remonta une seconde fois.

— Demoiselle, ma mie, reprit-il avec tendresse, à vous d'y passer à présent..... Les petites ont fait l'épreuve, il n'y a donc aucun risque.

Il lui prit la main et l'aida à se placer commodément dans le fauteuil...

—Tenez-vous bien, fermez les yeux, c'est le plus sûr... Ça, y êtes vous?

En ce moment on frappa rudement à la porte.

— Madame, ouvrez, s'il vous plaît, cria-t-on impérieusement.

C'était la voix de Roguendas.

— Bouline de Dieu ! ça se gâte, dit Hervé tout déconcerté.

— M'entendez-vous, il faut ouvrir...

La jeune femme était si troublée que le marin, craignant de la voir tomber, la soutint entre ses bras. Cet instant fut, malgré ses transes, le plus délicieux de sa vie.

— Ouvrez ! répéta Roguendas en secouant fortement la porte.

— C'est fait de nous... Ah ! laissez-moi... Songez à votre sûreté, murmura-t-elle d'une voix éteinte.

— Oui ! quelque lâche ! Mais attendez... Répondez que vous êtes couchée...

— Je n'ai pas la force...

— Il faut la trouver, corbleu ! Comment ! une fille presque marin !

— Nous sommes au lit, dit Manſa faiblement.

— Eh bien! levez-vous, j'attendrai.

On entendait un tumulte de voix confuses et de cris, dans toutes les parties de la tour, dont les habitans allaient et venaient en tous sens.

— Ils ont pris l'alarme, pressons-nous.

— N'ouvrirez-vous pas à la fin, reprit de nouveau Roguendas.

Hervé laissa filer la corde, le fauteuil descendit avec rapidité... Il se pencha en dehors.

— Est-ce fait? dit-il.

— Tout va bien lui répondit-on.

— Par l'enfer! se moque-t-on de moi! Ouvrez la porte, ou sinon je la jette à bas, dit le vigoureux chevalier, qui l'ébranla sur ses gonds.

— Fi! le méchant chevalier, répondit

Hervé en imitant la voix d'une femme; à quoi il réussit avec autant de bonheur qu'un geai ferait d'un rossignol.

En même temps, s'affalant le long de la corde, il rejoignit les prisonnières.

— Au large, enfans ! Long l'aviron ferme et sans bruit, nous sommes à portée d'arquebuse.

La porte de la chambre, enfoncée par Roguendas, tomba alors avec fracas. A travers la croisée ouverte, on le vit entrer précipitamment, accompagné du comte d'Albret.

— Elles sont évadées! Ce cri leur échappa ensemble.

— Des croisées sans barreaux! Vous êtes donc fou, messire!

— Le temps les a détruits, je n'avais rien à garder qui m'obligeât à les remettre, dit Roguendas accablé... Monseigneur, ne m'en voulez pas.

— Faudrait-il te récompenser? repartit violemment le comte. Va, je t'abandonne aux suites de ta maladresse; la colère de la duchesse me vengera.

—Je prévoyais que cela finirait ainsi, di tà part le chevalier; c'est l'histoire du chien fidèle. Où diable ai-je eu l'idée de m'attaquer à la duchesse? n'eût-il pas été plus simple et plus lucratif de profiter de l'occasion pour explorer le pays... Ah! Sell-à-Gorn, ah! mauvais louche! c'est toi qui me vaux ce désastre : Plouhinec n'est pas si loin que je ne puisse t'y relancer... Par le grand diable d'enfer! nous allons voir, nous allons voir...

Dès que la barque qui emportait les prisonnières se fut éloignée de la tour, Hervé leur demanda où elles désiraient aller.

— A Redon, j'y suis attendue, répondit vivement la duchesse.

— Et vous, demoiselle ?

— A Redon aussi, maître Hervé.

— C'est à merveille, vous ne pouviez mieux choisir ; j'ai de ce côté une affaire de grande importance ; oui, sacredié, d'importance, ajouta-t-il d'un rire moqueur ; ma petite mère, vous pourriez m'en dire des nouvelles.

— De quoi s'agit-il, maître Hervé ? répondit la jeune duchesse, que la joie de sa délivrance disposait à prendre le côté plaisant de sa position avec le facétieux marin.

— Une commission à un comte, pas davantage pour commencer.

— Au comte de Dunois, peut-être ?

— Tiens, vous avez deviné, dit Hervé avec surprise. Ha ça ! hors de plaisanterie, est-ce que votre père est en bons termes avec le comte ?

— Mais assez bons... Pourquoi cela ?

— Ah pourquoi ! j'ai mes raisons... Une

chearge de maître, malpesté! Il faut vous dire demoiselle, que votre père, sauf révérence, est le plus madré enjôleur; soit dit sans vous offenser... Ne m'a-t-il pas [illegible] une cargaison d'or et d'argent pour porter cette lettre à Redon!

— Promesse bien hasardée dans l'état de nos finances, dit la duchesse en souriant; cependant, avec l'aide de nos amis, nous aurions pu y satisfaire.

— Hum! fit Hervé en la regardant de travers, voudrait-elle s'en mêler aussi... Ça tient de famille, il paraît.

— Eh bien! avez-vous accepté?

— Quelque nigaud! dit le marin avec un mouvement d'épaule; d'ailleurs l'argent n'est pas mon faible: mais que pensez-vous qu'il m'ait promis à la place? Je vous le donne à deviner.

— Des lettres de noblesse, peut-être?

— Ah! pour le coup c'est trop fort! Me prenez-vous pour un soudard? Permettez-moi de vous apprendre, demoiselle, qu'il n'est pas poli de gouailler les gens à leur barbe.

— Pouvez-vous me supposer cette intention, après le service signalé que vous venez de me rendre? dit Anne avec dignité.

— A la bonne heure, et pourtant ça en a tout l'air. Pour en finir, vous saurez donc qu'il m'a promis la charge de premier maître à bord d'une galiote de son altesse la duchesse... On dit qu'il n'y a rien de si hardi que la chemise d'un meunier, parce qu'elle prend un larron au cou chaque matin (1); mais on pourrait dire de même que la parole d'un marchand...

— Maître Hervé, dit Anne en l'interrom-

(1) Ne deus qet hardiç zoc'h roched ar milimer, rag bep mintin ez pacq ul laër.

pant, s'il vous a fait cette promesse, soyez sûr qu'on la tiendra.

Hervé, appelé à la manœuvre de la barque, laissa là cette conversation. Après avoir orienté ses voiles et donné la route au marin qui tenait la barre, il invita ses passagères à entrer dans la cabane, où elles pourraient passer la nuit.

Le temps favorisa leur traversée, qui s'effectua sans incident remarquable. Le digne maître ne manqua pas cette occasion de s'ancrer, comme il le dit, dans les bonnes grâces de la demoiselle sa mie; mais j'ajouterai à sa louange qu'il eut la délicatesse de ne point se targuer de ses services, et qu'il résolut d'attendre, pour déclarer ses sentimens, que la belle pèlerine fût arrivée à bon port. Par suite de cette retenue, il leur laissa même ignorer qu'il avait fait pour elles le sacrifice de tout ce qu'il possédait; car ce n'avait été qu'à force d'argent qu'il avait pu déterminer l'équipage de la barque à le seconder dans son audacieuse entreprise.

Le soir du second jour, ils arrivèrent à Redon. Une belle galiote aux armes de la duchesse était amarrée au port.

— Maître Hervé, dit Anne en souriant, voyez-vous ce joli navire? Il est ici à vous attendre : vous êtes maître de la *Reine des anges*.

Hervé, occupé de la manœuvre de sa barque, répondit avec distraction.

— Merci, merci, demoiselle. — Amène le pacfi, amène le borcet, lof, lof, matelot, la barre dessous, nous labourons sur la vase.

Manfa et ses deux compagnes, debout à l'avant de la barque, regardaient la ville qui se déroulait à leurs yeux, dominée tout entière par la somptueuse abbaye, élevant ses flèches de granit au-dessus des tours du château, humble vassal de l'église.

— Demoiselle, dit Anne, en prenant la main de Manfa avec une bonté affectueuse, après avoir souffert ensemble et partagé les mêmes dangers, nous ne nous quitterons pas sans faire plus intime connaissance : je suis heureuse de vous offrir l'hospitalité.

— Ma bonne demoiselle, repartit la châtelaine, croyez que je conserverai long-temps le souvenir de votre amitié, mais je ne puis accepter sans connaître vos parens... Et puis, s'il faut tout vous dire, je dois aller chez notre dame la duchesse, qui doit être dans cette ville.

— Elle y arrive avec vous...

Manfa surprise, la regarda.

— Oui, je suis Anne, votre duchesse.

La jeune femme lui prit la main, et la baisant avec respect :

— Ma dame et maîtresse, dit-elle, permettez à l'épouse de l'amiral de Cap-Sizun de vous rendre ses hommages.

La barque accosta en ce moment la chaussée de Saint-Nicolas.

La duchesse sautant légèrement à terre fit signe à Manfa de la suivre; craignant d'être reconnue par les oisifs qui s'assemblaient sur le port, elle prit congé du marin et lui promit qu'il recevrait de leurs nouvelles le lendemain. Hervé s'était flatté du doux espoir de les accompagner, cette brusque séparation le contraria vivement; mais trop délicat pour solliciter une faveur à laquelle ses services lui donnaient droit, il se résigna galamment à attendre leur bon plaisir.

Le jour suivant notre digne maître apprit par les acclamations du peuple l'arrivée de la duchesse, sans se douter qu'elle était l'une des passagères qu'il avait conduites à Redon.

Pressé du désir de revoir sa belle pèlerine et trouvant qu'elles tardaient trop à réaliser leur promesse, il laissa la foule courir au château et se mit en quête par la ville avec le zèle d'un amant. Il parcourut toutes les rues, flâna à tous les carrefours, regarda aux fenêtres, s'arrêta devant les boutiques, entra dans les églises, les cabarets et les cours, sans avoir même la consolation d'obtenir, après ces patientes recherches, le moindre indice qui servît à en diriger de nouvelles. — Allons, dit-il, en revenant vers le port l'oreille basse et découragé; je vois qu'il y faut renoncer. Elles se sont envolées comme des linottes sans laisser de traces après elles. Ni vues ni connues de personne, c'est à croire que le diable s'en mêle. — Quant aux petites du bourgeois.... passe pour celles-là, je n'ai que faire de leurs reliques; d'ailleurs, pour être de bon compte, si je les ai tirées de la tour de Roguendas c'est que ma pèlerine y était; deux fillottes de plus ou de moins ne lestaient pas beaucoup ma barque... — Tiens, qu'est-ce que je vois donc là? un écuyer aux livrées de la duchesse qui cause avec mes matelots.... C'est drôle comme le cœur me bat...

Hervé hâta le pas, pressé par une émotion qu'il n'aurait pu définir. L'écuyer en le voyant approcher s'avança à sa rencontre.

— Messire Hervé Primoguet, dit-il.

A ce mot le marin se rengorgea et fit un sourire aimable.

— Pour vous servir, monseigneur.

L'écuyer s'inclina d'un air parfaitement satisfait.

— Messire Hervé Primoguet, son altesse la duchesse Anne, que Dieu garde! — Il mit la main à son chapeau; Hervé l'imita aussitôt. — Son altesse, en récompense de vos bons et loyaux services, vous a nommé premier maître à bord de *la Reine des anges*.

Le premier mouvement du marin fut tout entier à la joie.

— Maître sur cette belle galiote! s'écria-t-il en bondissant.

Puis, doutant d'une si grande fortune, il ajouta d'une voix tremblante :

— Hors de plaisanterie, mon vieux, c'est maître que vous voulez dire?

— Premier maître, je vous le répète, messire...

— Sur cette magnifique galiote! Et... et, c'est bien moi, Hervé Primoguet?

— Mais sans doute. Votre commission est chez l'officier des brefs...

— Ha! ha! ha! quelle bonne fille de chance! s'écria Hervé en trépignant d'un pied sur l'autre et riant à gorge déployée :

Premier maître, entendez-vous ça, matelots? Ah! *Reine des anges*, ma mignonne, vous torcherez de la toile!... Bouline de Dieu! comme j'installerai tout ça à bord. — Où çà que vous allez donc? poursuivit-il en arrêtant l'écuyer; nous allons boire un coup ensemble... Non, sacredié, on ne s'en va pas ainsi; je veux trinquer avec vous.

L'écuyer prétexta les devoirs de sa charge, qui ne lui permettaient pas de demeurer davantage.

— En toute autre occasion, je me ferais un vrai plaisir d'accepter votre invitation; mais on m'attend au château...

— On attendra plus long-temps, et voilà tout, mon petit vieux, reprit Hervé, en lui secouant le bras avec une cordialité dont l'écuyer l'eût volontiers dispensé...

— C'est impossible, je vous le jure.

– vous direz que vous étiez avec moi, Hervé Primoguet.

—C'est une raison, je le conçois, repartit l'écuyer avec un sourire ironique; mais son altesse la duchesse m'a donné ordre...

— Ah! si la duchesse a parlé, il faut obéir lestement. Ecoutez, mon brave écuyer, vous remercierez comme il faut cette petite duchesse du bon Dieu; vous lui direz qu'Hervé Primoguet manœuvrera sa galiote de manière à lui faire honneur; qu'il passera bien proprement le gréement par le goudron, et la mâture au galipot, histoire de les conserver; vous lui direz aussi qu'il ménagera bien ses voiles, attendu que la toile est chère et que l'argent n'est pas commun... Voilà, n'oubliez rien, tout cela lui fera plaisir.

— Je n'en doute pas; aussi m'empresserai-je de faire votre commission.—Votre serviteur, maître Hervé.

— Je suis le vôtre, messire... Attendez donc, un mot encore : çà, en ami, connaissez-vous la brave petite demoiselle à qui je suis redevable de la faveur de la duchesse? Je voudrais lui faire cadeau de quelques aunes de velours et d'un panier de pruneaux pour grignoter à la veillée...

— En vérité, de qui parlez-vous, maître Hervé?

— De qui je parle! hé! de la fille du bourgeois, l'aînée des sœurs, une petite mère décidée, perdieu, l'une de mes passagères...

L'écuyer foudroya Hervé d'un regard d'indignation, et s'éloigna avec un dédain superbe sans proférer un seul mot.

— Merci de moi, je l'ai fâché, dit le marin, au comble de l'étonnement; il est à croire que j'ai donné un coup de barre de travers, et là-dessus la vieille baderne (1) a

(1) J'ai donné dans *Budic-Mur* l'histoire des transfor-

pris feu comme sainte amadou ! Que faire? courir après lui ! j'aime mieux aller chez l'officier des brefs retirer ma commission; je crois que ce sera plus sûr.

En conséquence, notre marin se rendit droit à la marine, où lui fut confirmée sa nomination au grade important de maître, à bord de *la Reine des anges*. Cette bonne fortune inespérée ne trouva pas le jeune maître indigne de la recevoir ; les sentimens de joie et d'orgueil qu'elle était si bien faite pour lui inspirer ne l'aveuglèrent point sur les devoirs graves qu'elle lui imposait ; il sut contenir ses transports pour se mettre immédiatement en mesure de justifier la confiance de la duchesse. Il avait remarqué, dès la veille, que la galiote n'était pas tenue avec le soin et la recherche que tout bon marin

mations successives que subit le chanvre avant d'arriver à l'état abject de baderne.

aime à voir dans son vaisseau ; au lieu donc de fêter son élévation dans un cabaret de la ville, il employa le reste de la journée à donner, comme il le dit, un coup de peigne au gréement et à passer la gratte et le faubert sur toutes les parties du vaisseau, en attendant qu'il pût faire mieux. Dès que la nuit fut venue, il entra dans la cabane pour réfléchir sur ses devoirs et se préparer à les remplir avec honneur, en étudiant les instrumens de navigation qu'il avait trouvés à bord.

---

# XIX.

A l'âge où, cessant l'enfance, la jeune fille, sur le seuil d'une vie nouvelle, écoute en silence les premiers battemens de son cœur, Anne, vouée par sa naissance aux vicissitudes des grandeurs, avait vu s'accomplir plus d'évènemens, avait entamé plus de négociations, avait couru plus de risques que bon nombre de princes durant leur vie entière. Dans la lutte héroïque qu'elle soutenait pour la défense de ses droits, seule contre les troupes françaises, les intrigues de Rohan et les prétentions de d'Albret, chaque jour avait été marqué par un revers, une espérance déçue ou une trahison. Ses meilleures places avaient été successivement soumises par la force des armes ou la défection; celles qui tenaient encore, bloquées par l'ennemi maître de la campagne, isolées et réduites à leurs propres forces, pouvaient d'un moment à l'autre déserter une cause si maltraitée par la fortune. Pour les visiter, Anne était réduite à employer une foule de ruses et de déguisemens; et ce moyen, le seul qui lui permît encore de réchauffer le zèle de ses partisans et d'apaiser les rivalités que voyait naître entre des chefs égaux l'absence d'une haute autorité, l'attentat de Roguendas lui avait prouvé à quels périls il l'exposait. Sauvée d'une perte inévitable par le dévouement fortuit d'un humble marin, elle arrivait à Redon, seule et séparée de son guide fidèle, le chancelier de Montauban, sans savoir si le loyal seigneur à qui elle avait confié la garde de la ville n'en avait pas été chassé, si elle n'allait pas trouver, au lieu d'un refuge, une prison.

Cependant, favorisée par la nuit, elle avançait résolument à travers les rues silencieuses, désirant et craignant à la fois d'interroger un passant qui reconnût sous ses humbles livrées la fille du bon duc François.

Marfa, respectant l'agitation de la duchesse, la suivait sans mot dire, en aidant la marche pénible de la jeune Isabeau, dont la frêle existence succombait à tant de fatigués et de privations.

Elles arrivèrent ainsi devant le pont-levis qui n'était pas encore levé. La duchesse y jeta un regard, et, prenant la main de Manfa avec une vive émotion :

— Fuyons ! dit-elle, fuyons ! je suis perdue !

— O ciel ! madame, dit la jeune femme consternée.

— Une seule ressource me reste, continua la duchesse, dont le courage ne faiblit pas devant cette cruelle épreuve ; toute triste et incertaine qu'elle soit, je veux en courir la chance.... Personne encore ne m'a vue.... Hervé peut me sauver.... il m'a paru franc et loyal, il ne voudra pas me trahir.

— Oh ! non, il ne le voudra pas après ce qu'il a fait pour nous.... Mais, madame, qui donc vous réduit à cette nécessité ? quel danger nouveau vous menace ?

— Le brave Dunois a quitté le poste que

je lui avais confié ; hélas ! pour qui le connaît, c'est assez dire qu'il n'est plus.

— Quoi ! cette ville où vous pensiez trouver un refuge assuré....

— Elle est aux Français, répondit Anne avec douleur ; ces hommes d'armes ne sont pas les miens.... Fuyons avant qu'il soit trop tard.

Manfa tourna les yeux vers la barbacane, où veillaient deux sentinelles ; un cri de joie lui échappa :

— Madame et maîtresse, dit-elle, ah ! bannissez vos alarmes, ces hommes d'armes sont les vôtres, car ils appartiennent au plus fidèle, au plus dévoué de vos sujets. Ce sont les gens de Cap-Sizun, tous enfans de l'âpre terre de Cléden, au cœur dur comme ses rochers.... oh ! mon Joscius est ici !

— Dieu soit loué ! dit Anne, qui tressaillit de plaisir ; l'arrivée de l'amiral est pour moi d'un heureux présage : la victoire a constamment favorisé la bannière de Cap-Sizun.

— Elle est sans taches, et ceux qui la portent sont sans peur, repartit Manfa avec une fierté charmante ; ah ! Joscius, Joscius, enfin !

— Je me fais d'avance une fête de la surprise de l'amiral, reprit Anne avec gaîté ; pourtant s'il allait se fâcher ? les hommes sont jaloux de leurs droits.... Mais contre vous, c'est impossible ; un seul de vos regards si doux désarmerait sa colère.

— Madame, dit Manfa, non sans quelque embarras, des raisons de la plus haute importance m'obligent à lui cacher mon arrivée.

La duchesse, étonnée, la regarda fixement.

— C'est une grâce que je sollicite de votre

bonté, insista Manfa; son bonheur, le mien en dépendent.

— Avez-vous bien réfléchi à ce que vous faites? demanda Anne d'un ton sérieux; Croyez-moi, ma chère amie, il ne faut pas se jouer de la confiance d'un époux.

— Votre altesse ne suppose pas que j'agisse sans discernement, repartit Manfa, piquée de ces remontrances; cette prière m'est inspirée par des motifs impérieux.

— C'est justement ce qui m'effraie, répondit gravement la duchesse, car enfin, si je cède à votre demande, c'est me rendre solidaire...

— Eh bien! oserais-je demander le concours de votre altesse pour une action légère ou répréhensible? interrompit la jeune femme en appuyant sur cet argument vainqueur.

— Soit, je garderai le secret, dit Anne,

sentant qu'elle ne pouvait plus persister dans son refus sans témoigner à l'épouse du noble et puissant amiral une défiance injustifiable.

Elles entraient sur le pont-levis. Manfa, cachée sous son chaperon, passa derrière la duchesse, qui se fit reconnaître d'un officier de Dunois chargé de la garde du poste. Je ne m'étendrai pas sur l'accueil que reçut la jeune souveraine, il fut tel qu'elle avait droit de l'attendre de la part des fidèles amis qui lui avaient déjà donné tant de preuves de dévouement.

Les fatigues que Manfa avait subies depuis quelques jours lui procurèrent un sommeil profond. En s'éveillant, sa première pensée fut qu'elle avait passé la nuit sous le même toit que son Joscius, logé comme elle au château ; et son jeune cœur palpita d'une indicible émotion en songeant qu'arrivée enfin, après tant de traverses, au terme de son voyage, elle allait éprouver la nuit prochaine la vertu du précieux charme d'où dépendait leur destinée. Revêtant à la hâte son costume de pèlerine, et la figure cachée sous un voile épais, elle sortit du château dès l'ouverture des portes pour se rendre à l'église de Notre-Dame, l'une des paroisses de la ville. Elle passa sans être remarquée parmi la foule de bourgeois et de soudards que la nouvelle de l'arrivée de la duchesse réunissait dans les rues, d'ordinaire désertes et calmes, et pénétra, le cœur serré, dans le saint lieu où elle devait accomplir sa dernière station. Après s'être acquittée rigoureusement des conditions qui lui étaient imposées, Manfa se prosterna devant l'image de Notre-Dame; elle y resta implorante et recueillie jusqu'à l'heure des offices, où le concours des fidèles l'avertit de se retirer.

La journée s'écoula avec une affreuse lenteur au gré de la jeune châtelaine, en proie à une agitation qui ne lui permit pas de rester en place un moment. Elle essaya de dompter par la prière cette impatience fiévreuse si contraire au recueillement qu'elle s'imaginait devoir apporter dans l'acte saint et mystérieux à la fois qui devait assurer le salut de son époux ; mais à peine réussit-elle à murmurer de vaines formules auxquelles son cœur ne prit point part. Enfin le soir arriva, et après avoir, en douze heures, ouvert cent fois la croisée pour voir si le soleil descendait à l'horizon, après avoir cent fois appelé de ses vœux l'instant si chèrement désiré, prête à les voir réaliser, le doute et la crainte l'assaillirent : elle eût voulu le reculer... Cependant la cloche du couvre-feu qui sonna sur ces entrefaites fit cesser ses hésitations. Elle avait pris à l'avance les dispositions nécessaires ; elle ne voulut pas s'exposer, par cette faiblesse indigne d'elle, à perdre une occasion si difficilement obtenue et si vivement désirée. Appelant à son aide toute sa résolution, elle entra dans la chambre de l'amiral ; la lampe de nuit brûlait sur une table à côté d'une coupe d'hypocras ; les armes, les vêtemens épars présentèrent à son imagination l'image de son cher Joscius!... Elle ouvrit d'une main tremblante le parchemin béni renfermant le charme précieux ; suivant les prescriptions de la Lovrès, elle le divisa en trois parts ; elle prit d'abord celle qui lui était destinée ; elle versa l'autre dans l'hypocras ; puis, s'approchant du lit, les joues en feu et son chaste regard baissé, elle répandit la troisième part à la place que son époux avait occupée la veille. Alors, se débarrassant de son costume de pèlerine, sous lequel était une robe blanche qui dessinait à ravir les riches contours de sa taille, elle courut devant un miroir, et l'éclat de ses yeux vifs et passionnés, l'incarnat brillant de ses joues, les reflets magnifiques de tendresse et d'amour qui animaient tous ses traits la rendaient si ravissante, qu'elle tressaillit d'étonnement et douta un instant d'elle-même; mais elle ne douta plus du succès de son entreprise.

Cependant il lui restait à accomplir une dernière formalité. Elle se retira dans un cabinet contigu qui ouvrait sur la chambre par un châssis de toile, et s'agenouillant dévotement, elle récita, en attendant Joscius, sept *pater* et sept *ave*, sept fois les litanies de la sainte Vierge et sept fois *mea culpâ*...

Le doux espoir qui l'animait lui causait une sorte de vertige. Tressaillant au moindre bruit, elle tenait les yeux attachés sur la porte, croyant toujours y voir apparaître

Joscius. Vaine attente, il n'arrivait pas!.. et toutes ses prières étaient dites, et dix heures sonnaient au beffroi de l'abbaye. Son cœur compta, dans une anxiété cruelle, les sons lugubres de l'airain; au dernier, une sinistre appréhension le comprima douloureusement, deux larmes descendirent en silence sur ses joues décolorées; le temps qui s'était écoulé était comme un rêve enchanteur; — elle s'éveillait à la triste réalité...

Séparée par une haute muraille des bâtimens occupés par la duchesse, elle n'entendait rien autre chose que le pas des sentinelles sur les tours et les remparts; il semblait que tous les hôtes étaient livrés au repos, dont la cloche du couvre-feu avait donné depuis long-temps le signal. Qui pouvait donc le retenir?.. Pourquoi tardait-il encore?

Pauvre Manfa! la prière était désormais son unique consolation; la prière seule pouvait lui rendre l'espoir. Prosternée, le front dans la poussière, les mains jointes et suppliantes, elle invoqua le ciel : il ne l'entendit pas. . . . . . . . . . . . . . . . . . . . .

Cependant, que faisait Joscius? Comme il rentrait au château, rappelé par la cloche du couvre-feu annonçant la clôture des portes, un écuyer, l'arrêtant à l'entrée du corridor qui conduisait à sa chambre, l'informa que la duchesse le mandait à son conseil. Surpris d'un pareil ordre à cette heure avancée, et pressentant qu'il annonçait des nouvelles graves, l'amiral crut devoir y obéir sans délai.

Le trouble et la consternation étaient peints sur la figure des officiers qui l'introduisirent dans la salle où le conseil de la duchesse était assemblé. Il se composait des comtes de Dunois et de Comminges, de Jean le Bouteiller, maître de l'artillerie, et du sire de Lornay, capitaine des Allemands, assis tous quatre devant une table éclairée de deux cierges de cire blanche.

L'attitude des conseillers était grave et composée ; il paraissait évident qu'ils avaient plus d'inquiétude qu'ils n'eussent voulu en montrer. Sa révérence Odet de la Rivière, abbé de Saint-Sauveur de Redon, seigneur suzerain de la ville, parlait à la jeune duchesse, qui l'écoutait avec une visible impatience, d'un ton d'onction annonçant qu'il voulait la préparer à quelque grand sacrifice, plutôt que l'encourager à la défense de ses droits.

L'arrivée de Joscius servit de prétexte à Anne pour se soustraire à l'homélie de l'abbé, elle lui tourna vivement le dos, et s'avançant vers l'amiral : — Venez-nous en aide, messire de Cap-Sizun, dit-elle, plus que jamais aujourd'hui nous avons besoin du concours de tous nos fidèles amis.

Avançant elle-même un siége à Joscius, elle lui fit signe d'y prendre place, et resta debout, les mains appuyées sur la table, vis-à-vis les conseillers.

— Messire l'amiral, reprit-elle, ce matin, dans l'entretien que nous avons eu ensemble, je vous ai exprimé les craintes sérieuses que m'inspirait l'étrange conduite des chefs anglais. Je voyais moins en eux mes alliés fidèles que les ennemis de la France; sous prétexte de me servir, c'est vous, disais-je, leur rivale seule qu'ils combattent dans les champs de la Bretagne : ces craintes se sont réalisées. Le sire d'Albret et le maréchal de Rieux, ligués contre moi par un intérêt commun, ont persuadé aux envoyés de Henri VII que le seul moyen d'exclure à jamais les prétentions de la France était de me contraindre à subir d'Albret, qui, maître du duché, reconnaîtrait ce service par une soumission sans bornes à la politique anglaise. Cette ouverture a paru trop avantageuse pour être repoussée; car, en se joignant aux traîtres d'Albret et de Rieux, armés contre moi au nom de mes intérêts, Henri ne semble pas manquer à la parole qu'il m'a donnée; il suscite de nouveaux obstacles à l'ambition de la France et se ménage une créature en Bretagne. Ses forces, réunies à celles du comte, sont en marche sur Redon, elles doivent arriver demain. Que faire en cette conjoncture? Je sais que votre noble cœur partage mon indignation, c'est pourquoi j'attends avec confiance vos avis.

— Ma très-honorée souveraine, répondit Joscius, fier de l'estime que vous daignez me témoigner, ma conduite la justifiera. En vous servant contre ces lâches intrigues, c'est la Bretagne que je défends; c'est notre indépendance qu'on menace en vous, nous saurons la disputer !

Il se tourna vers Dunois.

— Sait-on la force de cette armée?

— On parle de dix mille hommes avec un train d'artillerie.

— Qu'avons-nous à leur opposer?

— Quinze cents hommes environ, en y comprenant les soudards de l'abbaye.

— La place n'est pas tenable.

— C'est mon opinion; c'est ce que j'ai dit de suite, s'écria l'abbé; comment veut-on que nos pauvres murailles, qui menacent ruine de tous côtés, résistent aux horreurs d'un siége! saint Sauveur! elles s'écrouleraient au seul bruit de l'artillerie, comme les murailles de Jéricho devant les trompettes de Josué.

— Votre révérence s'exagère la faiblesse de ses fortifications, repartit le comte de Dunois; si la garnison était approvisionnée, je répondrais de tenir tête à l'ennemi, mais nous n'avons que pour huit à dix jours de vivres.

— A moins que sa révérence ne veuille ouvrir ses greniers, ajouta le comte de Comminges.

— Vous y trouverez vingt à trente setiers de blé, répondit l'abbé d'un ton d'assurance tranquille, attestant qu'il n'y avait rien de plus. Nous n'avons jamais de grands approvisionnemens parce que nos meuniers des chaussées de Saint-Nicolas nous paient chaque mois nos droits de mouture en farine. Mes chers seigneurs, croyez-moi, cherchez un autre expédient.

— Eh! bien, messire l'amiral? dit la duchesse, en levant ses beaux yeux inquiets sur Joscius.

— Ma très-gracieuse maîtresse, vous m'avez fait l'honneur de me demander mon avis, le voici sans déguisement : en admettant même que nous pussions tenir le siége, la duchesse de Bretagne ne doit pas s'exposer à rester bloquée dans une de ses villes. Ce serait livrer, sans coup férir, aux armes du roi de France toutes les places fidèles dont l'absence de leur souveraine paralyserait les efforts ; il faut donc partir au plus vite. Je sais que les villes voisines appartiennent toutes à l'ennemi : la terre nous refuse le passage ; eh ! bien, la mer nous est ouverte ; partons à bord de nos vaisseaux. Je réponds sur ma tête de conduire notre honorée souveraine à tel port qu'elle m'indiquera.

— J'avais le pressentiment que je lui devrais mon salut ! s'écria la jeune duchesse. Messires, mes bons amis, remerciez avec moi sa seigneurie l'amiral.

Les conseillers montrèrent en cette occasion la sincérité de leur dévouement à la cause de la duchesse, car nulle apparence de jalousie ne se mêla à l'expression des sentimens qu'ils témoignèrent à Joscius.

— C'est sûrement le divin Sauveur qui a inspiré cette heureuse idée à sa seigneurie l'amiral... la mer! eh! bon Dieu oui, la mer! quelle voie plus prompte et plus sûre?... je m'étonne de n'y avoir pas songé.

—Il y a tout lieu, révérend, animé comme vous l'étiez du double désir de voir votre ville à l'abri et votre duchesse en sûreté.

L'abbé ne pouvant rien répondre, sans mentir à sa conscience, laissa passer ce reproche qui était d'autant plus juste de la part de la duchesse, que ses ancêtres avaient été de tout temps les bienfaiteurs de l'abbaye.

Le conseil, après une courte discussion, décida qu'on se rendrait à Quimper, ville forte de la Basse-Bretagne, qui avait échappé à l'invasion des Français. Le départ fut fixé au lendemain midi, heure du jusant, qui était nécessaire pour descendre la Vilaine. La duchesse eût bien désiré pouvoir l'effectuer sur-le-champ, mais ce temps était déjà court pour avitailler la galiote qui revenait d'Angleterre. On convint aussi d'armer un brigantin qui se trouvait dans le port. Ces bâtimens, qui marchaient à la rame et à la voile, et pouvaient passer partout, vu leur faible tirant d'eau, servaient dans ce temps au même office que les bateaux à vapeur qui accompagnent nos escadres. Il était rare qu'un vaisseau royal de quelque importance se hasardât à faire voile sans être escorté de sa mouche, pour sonder les passes dangereuses, aller à la découverte et le remorquer même dans les calmes ou les hauts fonds.

Joscius fut naturellement chargé de l'armement du vaisseau; mais, attendu la gravité des circonstances, on se partagea la besogne, et les seigneurs promirent de s'occuper de tout ce qui n'exigeait pas les connaissances d'un marin. Ainsi, se reposant sur eux de pourvoir la galiote des provisions de guerre et de bouche, et de choisir les hommes d'armes qui devaient en composer les garnisons, Joscius sortit aussitôt pour s'acquitter des soins dont il restait chargé, et qui, vu le bref délai, demandaient de sa part une activité sans relâche.

La nuit était close, le plus profond silence régnait dans la ville, on en pouvait conclure que la nouvelle de l'approche des Français n'avait pas encore franchi les murs du château. L'amiral avait banni toute pensée étrangère à l'intérêt du moment : sa marche était légère, rapide, assurée ; son beau visage, brillant d'un léger incarnat, était épanoui et serein ; il ressemblait aussi peu au châtelain de Cap-Sizun errant comme une âme en peine sur la baie des Trépassés, que l'esclave avili par un long asservissement ressemble au fier guerrier qui marche hardiment au combat.

Le port partageait le repos de la ville, l'amiral n'y rencontra personne. A la lueur des étoiles, il aperçut les grands mâts et les espares de la galiote, qui se détachaient sur le fond sombre de la nuit. Des rances étaient jetées du tillac à terre, il les traversa sans être hélé par les hommes de quart. Cette négligence lui causa un vif mécontentement et confirma les préventions qu'il avait déjà conçues contre le maître par le seul fait de sa nomination sans information préalable.

— Je n'en attendais pas moins du protégé de la duchesse, murmura-t-il avec humeur; quelque marin de l'Odet ou du Blavet!

Il mit le pied à bord de la *Reine des anges*,

aucun garde ne se montra. Il fit le tour du pont, passa du château d'avant au couronnement de la poupe, en examinant, autant que la nuit le lui permettait, le navire auquel il allait confier l'espoir des Bretons fidèles. Dans cet examen qui n'était pas moins sûr, quoiqu'il fût fait rapidement, tant Joscius était consommé dans le métier qu'il exerçait depuis sa première jeunesse, il prit du maître une opinion plus favorable.

Le corps et les agrès du vaisseau paraissaient dans le plus bel ordre. Les manœuvres courantes et dormantes étaient toutes en bon état. Les amarres étaient garnies de fourrure aux écubiers, et les voiles ferlées avec soin sur leurs vergues, bien dressées. Les pierriers des châteaux de poupe et de proue, montés sur les chevalets, étaient pourvus de leurs drosses. Les canons du franc tillac, outre les crocs des sabords qui les tenaient amarrés, avaient tous leurs roues calées. Chaque sabord portait la marque du poids des gargousses de sa pièce. Le pont avait été récemment lavé et briqué; rien ne l'encombrait et chaque chose était à sa place.

En parcourant ainsi toutes les parties de la galiote, Joscius découvrit à côté du grand panneau deux hommes étendus sous la saillie des prelarts.—Ah! voici mes gardiens! dit-il, j'eusse été surpris que cette négligence eût été le fait du maître.

En faisant cette réflexion, il s'avança vers la cabane de l'arrière; un dôme y donnait accès, il poussa le panneau qui glissa sans bruit, et vit un homme, la tête appuyée sur ses mains, examinant une carte marine à la lueur d'une lampe fumeuse: c'était Hervé Primoguet!...

L'amiral et Hervé se regardèrent un moment; le premier cherchait à lire sur les traits du jeune marin quel degré de confiance il pouvait lui accorder; l'autre désirait de pénétrer le caractère du chef puissant sous lequel il devait servir.

— Je vois que vous empiétez sur le domaine du pilote, dit Joscius en indiquant du doigt la carte que le maître étudiait.

— Oui, monseigneur, ça m'arrive une fois le temps, pour n'en pas perdre l'habitude.

— Vous êtes pilote? dit Joscius avec surprise.

— Oui et non, sans en porter les insignes, je connais pourtant le métier.

— Maître et pilote, c'est beaucoup de science pour votre âge.

— Voilà la chose, dit Hervé : j'ai servi deux ans en qualité de second maître, sous les ordres d'un fameux pilote qui m'a mis le compas en main. Il prétendait que l'un ne va pas sans l'autre.

— Si ces études ne vous ont pas détourné de celles qu'exige votre état, vous devez vous féliciter de les avoir entreprises. Au surplus, l'occasion se présente à vous de justifier la faveur de la duchesse, tâchez de vous en montrer digne. Il faut que la galiote soit prête à dériver demain au jusant.

— Diable! au jusant! dit Hervé en secouant la tête, j'ai donné ce matin un coup d'œil dans la cambuse, nous sommes à sec de vivre et de munitions, il faut faire de l'eau et du bois, et tout cela en une nuit! Le ciel me vienne donc en aide!

— Toutes les provisions vont vous être apportées à bord. Occupez-vous de l'arrimage et du gréement qui vous concernent spécialement, c'est tout ce que j'exige de vous.

— Oh bien! je suis au vent de ma bouée,

dit le jeune maître en courant au poste de l'équipage.

— Il mit la tête au panneau : — tout le monde sur le pont, et lestement.

Cinq minutes après, les matelots recevaient ses ordres.

Au lever du jour, le port de Redon offrait l'aspect le plus animé; au milieu des groupes de bourgeois que la curiosité avait réunis, on voyait passer incessamment de longues files de chariots et de bêtes de somme portant les objets nécessaires à l'avitaillement des vaisseaux. Des matelots, sous la conduite des quartiers-maîtres, roulaient des barriques aux fontaines de la ville pour y faire de l'eau. Des hommes d'armes de la garde-brette et des varlets du château transportaient les bagages à bord de la *Reine des anges*, que des ouvriers, mis en réquisition dans la nuit, préparaient pour recevoir la duchesse. Grâce à l'activité et aux efforts non interrompus de Joscius, les vaisseaux furent armés à temps. Hervé, flatté de servir sous un chef si distingué, le seconda avec un zèle et une entente qui lui méritèrent l'estime de son amiral et la confiance de l'équipage.

Au premier son de l'angélus, un coup de couleuvrine donna le signal du départ, l'artillerie du château y répondit, toutes les cloches de la ville sonnèrent, et bientôt les acclamations du peuple, rassemblé sur les bords de la Vilaine, annoncèrent la jeune duchesse.

Elle était précédée des archers de la garde-brette qui devaient la suivre à bord. Les moines de Saint-Sauveur et les prêtres des paroisses suivaient processionnellement avec leurs croix et leurs bannières. Anne marchait sous un dais avec sa jeune sœur; elle portait le manteau ducal de pourpre, fourré d'hermine; derrière elle suivaient les comtes

Dunois et de Comminges revêtus de leurs armures, le maître de l'artillerie, le capitaine des Allemands, et quelques dames et seigneurs attachés à son service; vingt soudards de Cap-Sizun fermaient la marche.

Le cortége entra sur la galiote dans cet ordre, les hommes d'armes se rangèrent autour de l'arbre de maître, les moines firent le tour du tillac en chantant l'hymne *Veni, Creator spiritus*, pendant que l'abbé aspergeait toutes les parties du vaisseau.

A la vue de la duchesse, Hervé éprouva une espèce d'éblouissement, il eût besoin de faire un retour sur soi-même pour se convaincre qu'il n'était pas le jouet d'une illusion décevante, semblable à celle dont sa mémoire trop fidèle conservait le mystérieux souvenir. La voix de l'amiral le rappela dans l'actualité; le saint cortége venait de se retirer.

— Êtes-vous parés partout?

— Ah! parés partout, répondit-il machinalement. — Bouline de Dieu! qui s'y serait attendu... C'était la duchesse en personne... et le vieux, que j'ai laissé siffler derrière les barreaux de sa cage... je ne m'étonne plus s'il avait un si beau cachet... et moi qui demandais l'aînée de ses filles en mariage... sacredié, je n'étais pas dégoûté!

L'amiral, monté sur le couronnement de la poupe, inspecta le navire d'un coup-d'œil rapide, puis, se découvrant, il fit le signe de la croix.

— A la garde de Dieu, sous le sauvement de notre divine patronne, largue tout!

Hervé ne parut pas l'entendre.

— Allons, maître, qu'attendez-vous? s'écria Joscius sévèrement.

— Largue tout! répéta le maître, honteux de sa distraction.

Le dernier cable qui retenait la galiote fut filé de terre, Joscius se couvrit.

— Nage devant! cria-t-il.

Cinquante rameurs choisis étaient dans le brigantin pour remorquer la galiote : à ce commandement, leurs avirons frappèrent l'eau d'un seul coup ; la *Reine des anges* s'inclina, le léger frémissement qui se fit à son taille-mer annonça qu'elle prenait de l'air.

— Hisse le foc. — Borde!

Cet ordre fut exécuté presque aussi vite que la parole.

— Range à hisser les huniers à tête de bois.

Tout en dirigeant cette manœuvre, Hervé avait un œil tourné vers la duchesse.

— Oui, c'est bien elle, et sa petite sœur

aussi... mais ma pèlerine, qu'en a-t-elle fait? Si j'osais lui en demander des nouvelles... car, sauf respect, de toutes mes passagères, c'est elle qui m'intéresse le plus...

Les voiles étaient orientées, la galiote favorisée par le jusant descendait la Vilaine avec rapidité. Joscius, confiant la manœuvre au pilote et au maître, se joignit au groupe de seigneurs qui entouraient la duchesse assise sur le château d'arrière. Il était temps de partir; déjà les vedettes de l'armée française se montraient sur les collines qui dominent Redon.

Au bruit des cloches et du canon, annonçnat le départ de la duchesse, Manfa, plongée dans une torpeur participant du sommeil et de l'abattement, souleva sa tête inclinée : les premières lueurs du jour pénétraient dans la chambre... la malheureuse comprit que Dieu l'avait repoussée. Froide et brisée de fatigue, mais plus accablée des peines de son cœur que de ses souffrances physiques, elle se leva, en portant un regard amer sur ce pavé où elle avait si ardemment prié, sur ce pavé humide encore de ses larmes, et dont ses genoux délicats gardaient la cruelle empreinte.

Comme elle allait sortir, des pas pressés retentirent dans le corridor, la porte fut ouverte par l'écuyer de Joscius, précédant Pab-Guignolé. En voyant Manfa, somptueusement parée, pâle, agitée et tremblante debout au milieu de cette chambre, Manfa qu'il avait laissée naguère à Cap-Sizun, il tressaillit et se récula frappé de consternation comme à l'aspect d'un esprit.

— Budoc, dit-elle, où est ton maître, où est Joscius ?

— Madame et maîtresse, balbutia l'écuyer, es-ce bien vous, ici ?...

— Bon père, je suis aise de vous revoir, dit-elle au chapelain, qui s'était jeté tout d'une pièce sur une chaise à bras où il s'occupait à souffler.

— Budoc, Budoc, tu ne m'as pas répondu : ton maître?

— Il part avec la duchesse.

— Il part! répéta Manfa.

— Holà, enfin je vous retrouve, madame, soupira le chapelain, après de si cruelles traverses!

—Son altesse, informée de l'approche des Français, quitte Redon par mer, sous la conduite de sa seigneurie l'amiral, poursuivit l'écuyer; j'ai ordre de retourner sur-le-champ à Cap-Sizun avec trente cavaliers que sa seigneurie a laissés, et les chevaux de ceux qui l'ont suivi à bord.

En l'écoutant, la jeune femme, une main

sur le front, paraissait en proie à une douleur violente, mais elle eut le courage de la comprimer en elle-même et de n'en donner aucune marque extérieure.

— Budoc, je t'accompagnerai, dit-elle d'une voix émue mais ferme, va tout disposer; je suis impatiente de partir. — Pab-Guignolé, le plaisir de retourner à Cap-Sizun vous fera supporter plus patiemment les fatigues de ce voyage.

— Que me dites-vous? s'écria le chapelain; ah! c'en est trop ma chère dame; je préfère mourir ici... les épreuves du purgatoire ne sont rien auprès de ce que j'ai souffert... la faim, la soif, le sommeil...

— Budoc, avec ses cavaliers, nous préservera de toute fâcheuse rencontre.

— Non, ma chère dame, ces courses ne sont plus de mon âge. Quelles privations ce chevalier m'a fait subir!... le croiriez-vous, pour mettre le comble à ses procédés barbares, il m'a laissé partir à jeun, oui, à jeun, le scélérat ! puisse-t-il mourir sans confession comme un juif ou un renégat.

Manfa n'était pas en position de compatir bien vivement à de pareilles infortunes.

— Pab-Guignolé, dit-elle, je ne peux croire que vous persistiez dans cette détermination, en songeant au repos dont vous jouirez à Cap-Sizun.

— A Cap-Sizun ! ah ! ma chère dame, le souvenir m'en tire des larmes de sang...

— M'avez-vous bien entendue ? c'est le but de notre voyage.

— Est-il possible ! que ne le disiez-vous plus tôt ! s'écria Pab-Guignolé, ah ! je suis prêt, mon doux Jésus !

Les préparatifs du départ qu'on fit en toute

hâte, à cause de l'approche des Français, furent effectués à temps. Ils quittèrent Redon sans obstacle.

# XX.

Après cinq jours de mer, la *Reine des anges* n'était encore qu'à la hauteur de Belle-Ile. Des brumes et des gros temps, si fréquens dans cette saison sur les côtes de la Bretagne, l'avaient retenue à l'embouchure de la Vilaine, puis dans la baie de Quiberon, où un coup de vent qu'elle essuya sous Hédic la força de se réfugier.

Durant cette tourmente, le navire roulant panne sur panne avait beaucoup fatigué ; la mer grosse et démontée couvrant constamment le pont, la duchesse était restée avec ses dames dans la cabane.

Sur le soir du cinquième jour, le ciel couvert et plâtré commença à s'épurer, la mer encore courte et houleuse devint cependant moins mauvaise ; Joscius, qui souhaitait ardemment de voir la duchesse en sûreté, profita de cette accalmie pour larguer les ris des huniers et mettre ses basses voiles dehors. Cette manœuvre, malgré la haute confiance que l'équipage avait dans son amiral, causa une stupeur profonde ; les matelots épouvantés attendirent pour l'exécuter l'injonction énergique du maître, et la lenteur qu'ils y mirent fut une muette protestation contre cette témérité. En effet, quoique le temps fut plus maniable, le vent inégal soufflait par violentes rafales; il paraissait d'une incroyable imprudence d'exposer la galiote à l'effort de ces grains sous ses quatre voiles majeures. L'évènement sembla justifier les prévisions de l'équipage : le grand pacfi fut défoncé à l'instant où on le bordait ; mais Joscius, sans hésiter, commanda d'en enverguer un nouveau.

Hervé, seul de tous les marins, secondait avec ardeur les intentions de l'amiral, parce qu'il connaissait les causes qui le faisaient agir.

La vigie avait signalé la veille quatre gros navires gouvernant à contre-bord ; le matin on les avait aperçus, courant cette fois comme la galiote, et le brigantin envoyé à la découverte les avait reconnus pour des caravelles anglaises portant les couleurs de d'Albret. Tout annonçait que ces navires, qui venaient de débarquer un corps d'insulaires en Bretagne, avaient été mis par d'Albret à la poursuite de la duchesse, et qu'ils se croyaient sur la voie, puisqu'en voyant la galiote ils avaient viré cap pour cap. Joscius, chassé par des forces si supérieures, contre lesquelles il ne pouvait pas risquer le combat sans compromettre la personne de sa souveraine, devait donc chercher son salut dans la vitesse de sa marche.

Avec la nuit, le temps s'était amélioré ; on avait relevé le clocher de Quiberon au nord-ouest du compas, la pointe des Poulains restant sud. La *Reine des anges*, désormais hors des dangers, pouvait naviguer avec plus de sécurité. Tout, à bord, avait repris le train habituel ; l'équipage était dans ses postes, à l'exception des hommes de quart groupés çà et là sur l'avant.

A minuit, Hervé, qui venait de prendre un repos bien précieux après plusieurs nuits de fatigue, monta sur le pont suivi des hommes de sa bordée, à la place du second maître qui veillait avec les siens; il donna un rapide coup d'œil de l'horizon à sa voilure, consulta la boussole pour voir si l'on suivait bonne route, fit le tour des lisses en examinant si les manœuvres courantes étaient libres et parées partout; puis, cette inspection terminée, il fourra les mains dans ses poches et se mit en devoir d'arpenter le passe-avant, pour tromper les loisirs du quart.

L'amiral, debout sur le château d'arrière, avait observé, sans être aperçu, toutes les actions du jeune maître. La conduite d'Hervé dans leur périlleuse navigation au milieu des attérages lui avait conquis son estime : il l'appela familièrement auprès de lui, dans cette partie du navire interdite aux officiers mariniers. Leur conversation roula d'abord sur le temps et la marche du navire, choses dont les marins s'entretiennent de préférence; ce sujet fécond fut à la fin épuisé : Joscius, qui se plaisait à entendre le jeune maître, l'interrogea sur ses voyages. Le cœur d'Hervé s'épanouit; c'était mettre un vieux soldat sur le récit de ses campagnes.

— Puisque votre seigneurie a la bonté de m'écouter, je vais lui conter une histoire.... mais une histoire qui tiendrait son bout dans un livre... Au surplus votre seigneurie en jugera.

— Avant tout, cette histoire est bien la vôtre? demanda Joscius en souriant.

— Au prix qu'elle m'a coûté, je peux bien dire qu'elle est à moi, repartit naïvement Hervé, et monseigneur en a l'étrenne : car, sans être plus réservé qu'il ne convient, on n'aime pas à vider son sac devant le premier venu.

— Soyez convaincu que j'apprécie votre

confiance... Eh bien! maître, je vous écoute.

— Pour commencer, votre seigneurie saura donc qu'il y a quinze jours aujourd'hui, à l'heure même où je lui parle, je naviguais à bord d'une frégate anglaise.

L'amiral fit un mouvement.

— A fond de cale, avec les bas de soie aux pieds.

— Et comment diable étiez-vous-là?

— Un coup de tête... Ce n'est pas la peine d'en parler, dit Hervé, que cette question embarrassait.

— J'en juge autrement, maître Hervé, expliquez-moi par quel hasard, en pleine paix avec l'Anglais vous étiez son prisonnier.

Le marin se gratta l'oreille; il craignait que cette partie de son récit édifiât médiocrement l'amiral.

— Voilà tout: un soir j'avais monté à bord

avec quelques bons enfans pour voir si les Saxons dormaient.

— Et les Saxons, d'humeur quinteuse, ont mal accueilli cette innocente plaisanterie? Savez-vous, maître, que cet exploit est un acte de piraterie? Que ferai-je, si ces marins me portent une plainte contre vous?

— Ils n'auront garde, monseigneur, car je suis seul pour en parler.

— Quoi! l'équipage a péri?

— Mon Dieu, oui, avec la frégate. Comment la chose arriva, je serais en peine de le dire; je dormais bien tranquillement dans ma cale, quand un violent coup de tangage me chavira bord sur bord. Bon, me dis-je, la frégate a talonné... Je voulus me remettre en place. Qui fut surpris? ce fut moi: j'étais en grand dans la mer; je croyais n'en jamais sortir; mais Notre-Dame de Merci daigna m'envoyer du secours...

— Où ce naufrage arriva-t-il? demanda Joscius.

— A vous dire vrai, monseigneur, j'inclinerais à croire que ce fut sur les domaines de Satan avec qui j'ai choqué mon verre.

— Maître Hervé, vous m'annonciez une histoire...

— Que voulez-vous, monseigneur, plus j'y pense, plus je me persuade qu'il y a de la magie au fond de cette aventure... Le moyen de l'expliquer sans cela... d'ailleurs vous allez bien voir. — Quand je revins à la vie, j'étais au sec sur la grève, la mer brisait à faire peur, le vent soufflait comme un damné, et la nuit était si noire qu'un œil ne voyait pas l'autre. A la fin pourtant, je distinguai auprès de moi un homme... qui n'avait d'humain que la forme, comme je l'ai appris depuis. Je le remerciai honnêtement, et lui demandai où le bon Dieu m'avait échoué... Là-dessus, il se prit à rire comme un démon qu'il était, et me répondit que je le saurais demain. Alors il m'invita à venir souper chez lui. Sur une aussi bonne parole, je n'eus garde de soupçonner ses intentions, et je le suivis de confiance, après qu'il m'eut débarrassé de mes fers en les touchant du bout du doigt... Cela seul aurait dû suffire pour éveiller mes soupçons, mais je n'y pensai seulement pas, tant sa proposition honnête m'avait bien disposé pour lui... Pas moins, le long du chemin, il me vint un pressentiment. Mon guide suivait des sentiers qui avaient dû être frayés par les sorciers du sabbat, tantôt à travers des bruyères, tantôt sur des sables mouvans, tantôt sur des rochers aigus, au pied desquels brisait la mer. L'habitude de les fréquenter le rendait aussi à l'aise là-dedans qu'un bon chrétien aurait pu l'être sur le plancher d'une galiote... La nuit était trop épaisse pour rien distinguer à l'entour ; cependant, j'entendais parfois des cris lointains dans la tourmente, et je sentais comme des ombres glisser vivement à nos côtés. L'idée me vint que les habitans du pays se rendaient ainsi à la côte, attirés par l'espoir des bris dont les Bretons sont friands. J'en parlai à mon guide, qui marmotta un baragouinage de latin, destiné sans doute à éloigner ces ombres, qui n'étaient, comme je le présume, ni plus ni moins que les âmes sans sépulture des malheureux naufragés... La peur me gagne en y pensant... — Bientôt nous arrivâmes parmi un tas de rochers, et mon démon me fit entrer dans une caverne qui ressemblait à une des bouches de l'enfer. Je n'étais pas trop rassuré, et je restais blotti tout en double dans mon coin, sans oser remuer pied ni pate, quand une flamme jaillit du sable, sur un signe de mon démon. Tôpe à la mêche! il alluma un fanal, et prit sa course dans la caverne; je le suivis sans souffler mot, ayant assez à faire pour gouverner dans son sillage. Il serait trop long de vous dire par combien de passages et d'escaliers il nous fallut louvoyer avant d'arriver à poste. Là, mon démon me fit asseoir devant une grande cheminée, et m'apporta des vêtemens secs, de bon drap bleu, que je pris sans marchander. Les miens étaient de toile à voile, un peu poussée par la lame d'ouest; votre seigneurie conviendra que je n'ai pas perdu au change. Il alluma une lampe d'argent deux fois plus belle que celle du maître autel de la cathédrale de Vannes, qu'on cite partout dans le pays, et, me laissant seul un moment, il rentra avec le souper.

— Jusqu'ici votre démon me semble une fort honnête personne, dit l'amiral.

— Espérez, je n'ai pas fini; vous allez voir la doublure. Finalement, nous voilà donc attablés devant le feu, avec une bonne ration de vivres, un flacon de malvoisie et deux coupes d'argent gentiment élabourées. Tout ça me mit en belle humeur, et de fait, il eût fallu être méfiant plus que de raison pour conserver de fausses idées contre un seigneur si avenant, d'autant plus qu'il se mit à me parler d'amitié, à trinquer familièrement avec moi... et son bon vin fit le reste... Bref, nous fûmes bientôt manche à manche comme une paire de bons matelots. Là-dessus, nous causâmes marine, voyages, découvertes et le reste, chacun disant ce qu'il savait. Voilà que de fil en aiguille, il vint à me proposer d'équiper un bâtiment, pour tenter un voyage au-delà des mers connues... J'étais premier maître à bord, et lui pilote hauturier. Je n'eus garde de refuser une si flatteuse proposition,

— Maître Hervé, votre histoire tourne au comique, dit Joscius, présumant que le marin avait été victime de quelque mystification.

— Votre seigneurie ignore-t-elle que le démon a l'habitude de câliner pour vous amadouer tout bellement... c'est sa manière, c'est connu... Au surplus, j'en ai bien la preuve. — Tenez, maître, me dit-il, voilà pour sceller l'engagement. En même temps, il me donna une bourse d'or. Sans y penser malice, moi j'acceptai son cadeau, et dès lors ce fut fini; car on sait que celui qui reçoit l'argent du diable est amariné tout net. En effet, je sentis en ce moment comme un nuage descendre sur mes yeux.

— Le flacon de malvoisie était peut-être fort avancé?

— Aux trois quarts vide, monseigneur, répondit Hervé, qui continua son récit sans se laisser déconcerter par cette question.

Mon démon commença tout de suite à démasquer ses batteries. Il me parla des usages de certains peuples du nord, qui portent l'hospitalité au point d'inviter l'étranger à coucher avec leurs femmes. Si bien qu'il m'offrit la sienne. Je crus d'abord qu'il plaisantait; mais voyant que c'était sérieux, ma foi, je le confesserai..... la chair est prompte à s'enflammer, j'acceptai sa proposition.

— Continuez, maître, votre histoire est digne d'intérêt.

— C'est beaucoup d'honneur pour moi, dit Hervé en s'inclinant. Voilà donc que mon démon se mit en train de me conduire... Le cœur me battait bien fort.... mes jambes tremblaient comme la feuille, mais votre seigneurie s'en doute, la peur n'y était pour rien; non, sacredié, c'était autre chose, ma foi! Enfin nous arrivâmes devant une porte magnifique; mon démon l'ouvrit et me poussa dans la chambre... Bénédiction du bon Dieu ! je pensai tomber de mon haut.

— Eh bien! maître, que trouvâtes-vous dans cette chambre? demanda Joscius, qui s'attendait à une déception du marin.

— Une dame endormie dans un lit ; mais quel lit, mon doux Jésus! une façon de trône, tout d'or, de soie et de brocard... Votre seigneurie n'a pas l'idée de ces merveilles.

— Et la dame, répondait-elle à la splendeur qui l'entourait ?

— Sa pareille est encore à naître, dit Hervé avec enthousiasme; quel gabarit, et quelle préceinte bien tournée... et cet élancement de varangues ! Ah ! sacredié, quand on parle d'une belle femme...

— Voyons la suite, maître Hervé.

— La suite, votre seigneurie m'excusera... mon démon me laissa seul avec elle...

— Y restâtes-vous bien long-temps?

— Je ne m'amusai pas à retourner le sablier, mais pour le sûr, le temps ne me dura point. Enfin, il fallut déràper, et nous retournâmes dans la chambre. Là je bus une coupe d'hypocras, après quoi je m'endormis.

— C'est vraiment une étrange histoire.... et vous ignorez, dites-vous, où ce château est situé?

— Prrrr, dit Hervé en faisant claquer ses doigts; disparu... évanoui au chant du coq.

— Qui vous le fait croire, maître Hervé?

— Si je vous disais, monseigneur, que je me suis réveillé le lendemain, couché sur un rocher au large, en compagnie d'une détestable syrène... Mât de misère! je vois encore ses grands yeux, pareils à des charbons ardens, sa gueule béante allumée comme une fournaise, et sa queue luisante, battant l'eau de çà et de là pour s'affaler jusqu'à moi... Bouline de Dieu! comme je tremblais de sentir cette bête déplaisante me jeter le grapin dessus...

Ici fut interrompu le récit d'Hervé, par une voix forte descendue des hunes de borcet où se tenait la vigie.

— Signaux à bord du brigantin !

Un feu dans les barres de borcet, un autre au mât de beaupré, signalaient par le brigantin l'approche de l'ennemi. Joscius fit mettre sur-le-champ deux fanaux à l'arrière pour l'inviter à rallier, et donna ordre à Hervé d'éventer la civadière et la voile latine d'artimon.

La galiote, ainsi chargée de toile, malgré la violence du vent, se comporta parfaitement; l'amiral n'en fût pas surpris; il avait étudié les ressources de son navire, connaissance essentielle pour la perfection des manœuvres.

La *Reine des anges*, forte en bois, portait

bien la voile et gouvernait bien ; ses mouvemens de tangage et de roulis étaient doux ; elle fatigait peu sa mâture. Mais elle craignait la mer de l'avant et de l'arrière au plus près; elle boulinait mal, et ne marchait passablement que sur le largue. Du reste, comme un vent fort lui convenait de préférence, si le gros temps se soutenait, l'amiral était certain d'effectuer sa traversée sans être inquiété par les croiseurs Anglais qui, dans le cas contraire, l'eussent infailliblement gagné.

En cette conjoncture difficile, le maître pilote avait pris la barre, l'amiral monté sur le banc de quart portait les yeux tour-à-tour de sa voilure à l'horizon ; Hervé, sur le passe-avant, recevait ses commandemens pour les faire exécuter.

Le lever du jour, impatiemment désiré, arriva enfin, mais, avec lui, la brise mollit, le ciel crasseux s'épura, et de légères nuées, courant du levant au couchant, furent accueillies par l'équipage comme un présage de beau temps. Les vapeurs matinales, qui s'élevaient de la mer, bornaient encore le regard dans un étroit horizon, au-delà duquel tout était doute et mystère; bientôt, se dissipant aux premiers feux du soleil, elles laissèrent voir le brigantin, suivi de près par les caravelles anglaises, courant à toutes voiles sous le vent.

A cet aspect inattendu, Joscius fut saisi d'une cruelle consternation : marin consommé, il avait jugé d'un coup d'œil les dangers de sa position. Dans la chasse qui s'engageait, la lourde galiote, malgré tous les efforts humains, devait immanquablement être gagnée par les croiseurs qui, se tenant sous le vent, l'obligeaient à ranger la côte où bientôt, devant l'élonger bord à bord, ils la mettraient dans la triste alternative d'amener ou de combattre. Amener, c'était pour l'amiral se couvrir d'une honte éternelle; combattre, c'était exposer à une perte presque assurée l'espoir des Bretons fidèles, sa jeune souveraine qui s'était embarquée sur la foi de ses promesses. Joscius, l'œil fixe et la sueur au front, fit plusieurs tours sur le tillac dans une concentration pénible; puis tout à coup, inspiré d'une résolution hardie, il releva la tête en promenant les yeux ardens sur l'équipage consterné.

— Branle-bas de combat! cria-t-il d'une vox puissante.

— Branle-bas de combat, répéta joyeusement Hervé en tirant de son sifflet des sons aigus qui retentirent jusqu'au fond de la galiote.

A ce commandement, l'équipage entier monta sur le pont, et chacun courut à son poste. Le jeune maître, désireux de se signaler sous les yeux de son amiral, montra une généreuse ardeur qu'il sut inspirer aux matelots. Par ses soins empressés, les voiles de rechange, garnies de leurs garcettes et rabans de fée, furent parées dans la fosse aux câbles; les manœuvres courantes furent doublées; on mit des bosses sur les écoutes de hune, sur les itaques et fausses itaques, sur les dormans des bras, étais et faux étais; on doubla aussi les suspentes des basses vergues. Pendant qu'on portait dans les hunes des haches, du suif, des poulies, du merlin et des grappins d'abordage, il fit garnir et visiter les pompes, préparer des tapons de bois et d'étoupe goudronnés propres à boucher les trous des boulets, ainsi que les haches et outils nécessaires aux calfats et charpentiers qui, dans ce temps, étaient aux ordres du maître.

De son côté, le pilote disposait les compas

et horloges, les drosses, les barres de gouvernail de rechange, les bailles de sonde avec leurs lignes et leurs plombs.

Joscius installa lui-même l'artillerie de la *Reine des anges*, composée de quatorze pièces de calibre, savoir : une couleuvrine de chasse, une autre de retraite portant des boulets de seize livres; quatre bâtardes de huit livres, quatre dragons de six, deux basilics et deux faucons. Il y avait en outre sur les châteaux de poupe et de proue huit fauconneaux ou espoirs, servant à lancer des clous, ramages de fer et menues pierres : toutes ces pièces étaient faites de lames de fer jointes et cerclées comme les douvelles d'un tonneau.

Ces importans préparatifs, grâce à l'impulsion des chefs, et au zèle de l'équipage docile à tout entraînement, furent rapidement accomplis. Alors Joscius, confiant au maître le commandement de la galiote, descendit dans la cabane où la duchesse, avertie, l'attendait avec son conseil. Les seigneurs, revêtus de leurs armes, entouraient la jeune souveraine, dont la contenance calme annonçait l'inquiétude, mais non la faiblesse ou le découragement. Peut-être aussi, trompée par les apparences, conservait-elle un espoir que partageaient ses conseillers. En effet, d'après l'éloignement des voiles ennemies qui couraient parallèlement à la galiote sans paraître s'en rapprocher, il était permis de croire, dans l'ignorance des évolutions navales, qu'elles ne parviendraient jamais au but qu'elles se proposaient.

— Par le ciel! messire l'amiral, dit gaîment le comte de Dunois, vous nous avez causé une belle panique ce matin; au bruit que vos gens ont fait, je nous croyais pris d'assaut.

— C'est un réveil qui marquera dans ma vie, ajouta le comte de Comminges.

— Dieu fasse, messire, que chacun le puisse dire ce soir ! répondit Joscius d'un ton peu en harmonie avec celui des conseillers.

— Est-ce sérieusement que vous parlez ? demanda la duchesse, alarmée de l'expression qu'elle trouvait à l'amiral.

— Rassurez-vous, madame, toutes mes mesures sont prises ; j'espère, avec l'aide de Dieu, sauver votre personne sacrée.

— Le danger est donc bien réel ! dit Anne avec saisissement. Alors, que comptez-vous faire ?

— Supplier votre altesse de passer sur le brigantin, qui la conduira à Quimper, pendant que j'inquiéterai la marche de l'ennemi.

— Eh quoi ! messire, vous supposez que

ces navires vont nous atteindre? s'écria Dunois d'un air d'incrédulité.

— Avant deux heures ils seront bord à bord de la galiote.

— Cependant, objecta Comminges en ouvrant les châssis de toile qui garnissaient les fenêtres, voyez comme ils sont loin encore, et d'après la route qu'ils suivent on dirait qu'ils s'éloignent de nous.

— En effet, s'écria le capitaine des Allemands, les voilà qui tournent bride. Par les Saints Rois de Cologne! s'ils courent toujours de cette manière, nous les perdrons bientôt de vue.

— S'ils tournent bride, répondit Joscius en souriant, c'est pour nous gagner au vent. Tout à l'heure vous verrez la distance qui nous sépare diminuée de toute la route qu'ils semblent perdre à présent. Six évolutions semblables les mettront sur notre hanche.

— Ces finesses sont trop subtiles pour que je les puisse comprendre, repartit l'Allemand en secouant sa grosse tête carrée ; pour moi, quand je veux joindre l'ennemi, je prends la ligne la plus droite sans m'arrêter à caracoler en chemin. — A tous risques, je préfère rester plutôt que de confier mes jours à cette petite coquille de noix.

— Cette résolution me paraît d'autant plus sage que je comptais inviter messire de Lornay et le maître de l'artillerie à m'assister dans la défense de la galiote.

— C'est un honneur dont je suis fier, et, quoique novice sur mer, je ferai de mon mieux pour justifier la confiance de sa seigneurie, répondit Jean le Bouteiller.

— Messire l'amiral, reprit Anne, l'observation du sire de Lornay m'a paru pleine de justesse ; est-il donc possible que ces navires nous rejoignent en suivant une route si différente de la nôtre ?

— Le sire de Lornay, habitué à galoper en rase campagne, n'a pas réfléchi que les évolutions navales diffèrent essentiellement d'une charge de lansquenets. Évidemment, si le vent le leur permettait, ces navires, ayant l'avantage de la marche, arriveraient sur nous en ligne droite, mais se trouvant sous le vent, ils courent le même bord que nous, jusqu'à nous relever dans la perpendiculaire à leur route ; alors, virant de bord, ils poussent une nouvelle bordée, et cette manœuvre répétée les conduira d'autant plus sûrement à leur but, que, nous forçant de fuir sur le plus près du vent, ils paralysent nos moyens.

— Pourquoi ne pas les imiter ? observa le comte de Comminges.

— Ne voyez-vous pas, messire, qu'ils nous serrent entre le vent et la côte ?

Il se tourna vers la duchesse.

— Madame, croyez-en ma parole, le parti que je propose est le seul qui vous puisse sauver; car oserais-je combattre, si chaque boulet de l'ennemi menaçait une tête si précieuse? Qui peut vous arrêter? Manquez-vous de confiance en moi? les ducs, vos ancêtres, ont toujours compté parmi leurs plus fidèles sujets les descendans du North-Man.

— Noble Ar-Moric'h, dit Anne avec émotion, la fille du bon duc François apprécie votre dévouement, elle vous confie son salut. La mer est votre domaine, ajouta-t-elle avec un sourire gracieux; tout pouvoir rival y doit s'effacer devant vous. — Messires, vous m'avez entendue.

— Madame, répondit Joscius, mes actes, mieux que de vains discours, me rendront digne de cette marque de confiance.

Le brigantin, qui se tenait dans les eaux

de la *Reine des anges*, fut averti de se préparer à recevoir la duchesse, et Joscius, appelant Hervé sur le château de poupe, l'informa qu'il lui destinait l'honneur de conduire sa souveraine. Le jeune maître, réprimant les transports de joie que cette distinction était bien faite pour inspirer, écouta ses instructions en homme pénétré de l'importance de ses devoirs et qui veut répondre à ce qu'on attend de lui.

L'amiral s'étant éloigné pour accélérer les apprêts du transbordement, retrouva à son retour Hervé, les coudes sur la lisse, paraissant observer la terre avec une grande attention. Le marin, plongé dans ses réflexions, ne remarqua pas sa présence.

— Maître Hervé, dit-il, j'aperçois des tours sur la côte; serait-ce par aventure votre manoir enchanté ?

— Votre seigneurie me croirait-elle assez

simple pour chercher sur l'Océan la trace du passage d'un navire, ou celle d'une mouette dans les airs? dit Hervé en secouant la tête; au surplus, je me soucie du château comme d'un bout de vieux funin; je laisse l'ombre pour la proie.

— Je ne vous comprends pas, mon maître.

Hervé saisit avec ardeur l'occasion qui s'offrait de parler de son sujet favori.

— Il faut vous dire, monseigneur, que j'ai trouvé à Quimperlé certaine demoiselle qui ressemblait comme deux gouttes d'eau à ma belle dame du manoir... le même gabarit trait pour trait! Si bien qu'à force d'y penser, je me suis dit : les deux font une... et voilà.

— Eh bien! mon maître?

— Eh bien! monseigneur, je l'ai conduite à Redon, avec notre dame la duchesse.

— Vous n'avez obtenu aucun renseignement sur elle?

— Pas la valeur d'un quart de vin. Mais n'importe, à présent que cette idée est bien souquée dans ma tête, le diable sera malin si je n'en viens pas à bout.

— Maitre Hervé, dit Joscius, je vous conseille d'être prudent; songez aux conséquences que pourrait entraîner pour vous une erreur du genre de celle-ci. Cette dame ou demoiselle tient sans doute à la duchesse, puisqu'elle l'accompagnait lors de l'attentat de d'Albret...

— Du tout, notre rencontre a été l'effet du hasard; et quand j'ai tiré son altesse de la tour de Roguendas, du diable si je l'ai fait pour elle; je la prenais, sauf révérence, pour une petite fille de rien. Non, c'était en vue de la demoiselle ma mie, à telles enseignes que j'ai laissé monseigneur de Montauban et le vieux Pab-Guignolé.

— Pab-Guignolé! répéta Joscius, qui est-il?

— Un bon vieux prêtre qui accompagnait ma mie, son oncle, comme elle l'appelait.

— Ah! son oncle! dit Joscius, surpris de l'impression que ce nom lui avait causé.

— La perle des oncles, encore! Si les bergers lui ressemblaient, le digne homme, il y aurait souvent des brebis croquées au troupeau. Dieu me pardonne! on croirait qu'il a fait vœu d'imiter les sept dormans, un canon ne l'éveillerait pas tant il a le sommeil dur... il faut tout dire, il est si sourd...

— Sourd! répéta Joscius en l'interrompant; vous dites que ce prêtre est sourd et qu'il se nomme Pab-Guignolé? Doù venait-il, le savez-vous?

— De la Cornouaille, j'imagine, répondit

Hervé étonné de l'émotion de son noble interlocuteur; mais je ne l'ai point questionné. Sa nièce accomplissait un vœu aux autels de Notre-Dame.

L'amiral resta un moment silencieux, comme s'il eût été honteux de la question qu'il allait faire.

— Et sa nièce, cette demoiselle, dit-il avec hésitation, ses traits ont dû vous frapper; pourriez-vous me les décrire?

Le ciel permit que la réponse du marin, où Joscius allait trouver une si funeste lumière, fût arrêtée par la duchesse arrivant avec sa suite. Rappelé à ses devoirs, l'amiral, bannissant des doutes puérils auxquels il rougissait d'avoir livré son esprit dans une occasion si critique, donna les ordres nécessaires pour effectuer le transbordement rendu urgent par l'approche de l'ennemi.

Anne, dont le courage et la noble fermeté,

si cruellement éprouvés depuis la mort de son père, ne s'étaient pas démentis; Anne, digne fille de ses ancêtres, digne souveraine d'un peuple fier et belliqueux, malgré les instances de Joscius, refusa de s'embarquer dans la chaloupe avant que ses dames et les personnes de sa maison qu'elle avait choisies pour la suivre y eussent été installées. Elle ne voulait pas, dit-elle, avoir l'air de fuir honteusement devant le présomptueux d'Albret, ni exposer à des dangers qu'elle ne partagerait pas les rares amis attachés à sa fortune.

— Brave amiral, poursuivit-elle; la tradition nous rapporte que les ducs mes prédécesseurs ont toujours été les premiers à l'attaque, les derniers à la retraite; je veux suivre un si bel exemple. Si ma main est trop faible pour soutenir leur épée, je saurai porter leur bannière.

Avant de quitter la galiote, elle adressa aux marins une touchante exhortation pour les engager à bien faire, et saisissant les tire-veilles, elle glissa légèrement dans la chaloupe en effleurant le marche-pied. Dès qu'elle eut pris place à côté de sa jeune sœur, dont la tête souffrante reposait sur le sein de sa gouvernante, Joscius fit larguer les bosses; les avirons, la pelle en l'air, tombèrent tous dans l'eau en même temps, au coup de sifflet du patron, qui se tenait bravement debout sur l'arrière de la chaloupe. La duchesse s'étant détournée reconnut notre marin. — C'est vous, maître Hervé; dit-elle? je suis heureuse de voir que le choix de sa seigneurie a distingué mon protégé; ma confiance vous était acquise, après cette marque d'estime ces dames doivent la partager.

Le temps manqua à Hervé pour répondre d'une manière digne à ce compliment gracieux — on accostait le brigantin qui louvoyait à côté de la *Reine des anges* — mais, dès son entrée en fonctions, il montra qu'il le méritait; car remarquant que le pont de son navire était encombré des passagers qui embarrassaient la manœuvre, il les parqua sans distinction, qui çà qui là, avec le sans gêne d'un marin et l'aplomb d'un vieux commandant qui veut être roi sur son bord. Puis, montant sur le banc de quart, il fit orienter ses voiles et border trente avirons, dans le double but d'accélérer la vitesse et de courir vent devant si les circonstances l'exigeaient.

En voyant la duchesse aborder le brigantin, l'amiral, délivré d'une inquiétude poignante et libre enfin d'obéir à ses belliqueuses impulsions, se prépara au combat. Il divisa l'équipage en deux bandes : l'une, destinée à la manœuvre, fut mise aux ordres du second maître; l'autre passa sous la direction du maître de l'artillerie, dont l'habileté, dans cet art encore peu connu, promettait un secours précieux. Huit hommes choisis occupaient chacune des basses hunes. Le capitaine des Allemands, dont les qualités militaires étaient bien connues de Joscius, fut investi du commandement des archers de la garde-brette et des hommes d'armes de Cap-Sizun, destinés, en cas d'abordage, à la défense des châteaux.

Ainsi prêt à tout évènement, l'amiral, sans négliger de couvrir le brigantin, dirigea pourtant sa manœuvre de manière à profiter des moindres fautes de l'ennemi pour venger la honte de sa fuite. L'occasion qu'il désirait ne lassa pas son attente. Le transbordement effectué à dessein sous le vent de la *Reine des anges* n'avait pu, pour cette raison, être aperçu de l'ennemi; mais voyant le brigantin s'éloigner sans sa conserve, les chasseurs durent en conclure que l'objet de leur poursuite avait passé à son bord ; en conséquence leur plus fin voilier se détacha après lui en serrant le vent au plus près.

Josclus laissa la caravelle se séparer de l'escadre sans montrer l'intention de l'inquiéter. Celle-ci, comptant sur l'embarras où elle supposait son ennemie, s'approchait d'elle avec confiance. Le silence profond qui régnait sur la galiote confirmant encore leur erreur, les Anglais montés dans les hunes et les haubans, poussèrent des cris de bravade et tirèrent par dérision une volée de fauconneau.

Josclus vit avec plaisir l'irritation que souleva parmi ses gens cette provocation insolente ; il avait besoin que l'ardeur suppléât au nombre. — Hisse le pavillon ! cria-t-il.

A la vue de la bannière redoutée se déroulant majestueusement sous la brise, les marins électrisés par l'esprit du fier North-Man poussèrent ensemble une bruyante acclamation.

En ce moment, la caravelle se trouvait à demi-portée par le travers de la galiote; Joscius fit un signe expressif au maître de l'artillerie.

— Feu à babord!

Ce commandement fut suivi d'une violente détonation qui bondit avec éclat, répercuté dans l'air ému, et alla s'éteindre en grondant dans les profondeurs de l'abîme. Un nuage épais de fumée enveloppa les deux navires; à mesure qu'il se dissipait, on put juger des ravages que les lourds engins, servis par une main habile, avaient causés à l'ennemi. La caravelle était, par cette seule bordée, presque entièrement désemparée. Ses bas haubans de borcet pendaient à la hune, l'étai de l'arbre de maître était coupé, la grande vergue traînait à la mer, plusieurs voiles flottaient en lambeaux parmi le gréement haché.

Le succès avait couronné la manœuvre hardie de Joscius, la fuite du brigantin était désormais assurée ; en revanche, la galiote était sérieusement compromise. Les trois caravelles, accourues pour soutenir leur conserve, la couvraient déjà de leur feu, et tout faisait présumer que cette vive canonnade cachait le dessein d'aborder. En effet, l'une des caravelles, à la faveur des nuages épais de fumée qu'exhalait une poudre grossière, vint prendre le plus près du vent à portée de pistolet de la galiote. Découverte dans ce moment, l'artillerie des gaillards hacha ses manœuvres et ses voiles et décima son équipage ; mais sans s'étonner de cette bordée désastreuse, les Anglais laissèrent porter jusqu'à avoir leur avant par le travers de l'arbre de maître ennemi; alors bordant le pacfi, en mettant la barre sous le vent, ils larguèrent les écoutes de foc : la caravelle venant vivement au vent mit ses voiles en ralingue et aborda de long en long. Un triomphe éclatant devait suivre cette manœuvre exécutée avec une habileté et une audace étonnantes; déjà les caravelles, comptant sur un plein succès, accouraient de toute leur vitesse, quand Joscius, inspiré par l'imminence du danger, fit coiffer ses voiles d'avant en mettant toutes celles d'arrière sur leurs mats, et poussa la barre sous le vent.

L'équipage attendit avec anxiété le résultat de cette belle évolution, il fut plus heureux qu'il n'eût osé l'espérer. L'abordage de la caravelle fut manqué; enfilée de tête en tête par l'artillerie, la mort s'abattit sur son pont. En même temps la *Reine des anges*, virant de bord pour tailler de l'avant, envoya aux deux autres caravelles une bordée qui maltraita fort leur gréement et coupa le mat de borcet de l'une d'elles.

Grâce au génie de l'amiral, la galiote échappée comme par miracle, à une situation qui paraissait désespérée, profita pour s'éloigner du désarroi de l'ennemi. Il était tel, qu'il fallut près d'une heure aux caravelles pour se ragréer à faux fret. Quand elles eurent aveuglé toutes leurs voies d'eau, passé de nouvelles manœuvres et envergué des voiles neuves, la galiote était déjà loin, et le brigantin qui emportait la duchesse disparaissait à l'horizon. Néanmoins, les Anglais qui comptaient dès cette époque parmi les hommes de mer les plus habiles et les plus braves ne se découragèrent point. Irrités de l'échec qu'ils avaient subi avec des forces si supérieures, et jaloux d'en tirer vengeance, ils recommencèrent la chasse.

Joscius, sans avoir l'air de fuir, pressait de tous ses moyens la marche de la galiote. Il avait sauvé la duchesse, il avait remporté un avantage signalé, c'en était assez pour la gloire; prenant conseil de la prudence, il voulait conserver l'équipage et le navire qui lui avaient été confiés.

Le combat s'était passé à côté des îles Glenan, situées à quelques lieues de la rivière de Quimper; avec l'avance qu'il avait sur les caravelles, il espérait d'y entrer avant qu'elles pussent l'inquiéter. En forçant de toile, il réussit à conserver sa distance jusque dans l'ance de Benaudet. Là, sous l'abri des terres, la brise mollit et buretta, ses basses voiles fasièrent; à la vue du port il demeura presque en calme, tandis que les caravelles gagnaient toujours de l'avant. L'une d'elles, remarquant son embarras, gouverna de manière à l'éviter, afin d'entrer sans coup-férir à l'embouchure de l'Odet. Le succès de cette tentative eut remis en question le salut de la duchesse, car il était possible que le brigantin, contrarié par le jusant, se fut arrêté dans la rivière pour attendre la marée. Joscius n'avait d'autre moyen d'y mettre obstacle que de tenter sur elle une attaque à l'abordage. Ne voulant confier à personne l'exécution de ce coup de main hardi, il était près de se jeter dans la chaloupe, lorsqu'un cri de détresse s'éleva de la caravelle : en rangeant la côte, elle avait talonné sur des écueils où elle restait engagée. En même temps, une légère brise prit la galiote de l'arrière, et lui permit de donner dans la rivière, suivie de près par les chasseurs qui commençaient à canonner. Joscius sentait qu'à tout prix il fallait arrêter l'ennemi à l'embouchure de l'Odet ; mais, ne voulant pas que le sort de la duchesse dépendit des chances d'un combat, il sut, en aspirant à la victoire, la garantir contre une défaite.

Les caravelles engagées dans la rivière, à la suite de la *Reine des anges*, faisaient un feu bien nourri, auquel celle-ci ripostait assez mollement. Arrivé dans une passe étroite, l'amiral fit amener toutes ses voiles et mouilla au milieu du chenal, décidé à couler bas la galiote pour empêcher le passage, si l'ennemi menaçait de le forcer. Les Anglais n'attendaient pas cette manœuvre, une bordée meurtrière les enfila de tête en tête avant qu'ils pussent l'éviter. Manquant de grosse artillerie, et bien supérieurs en nombre, ils avaient tout à perdre en canonnant; ils arrivèrent à l'abordage. Ce mouvement était prévu : l'énergie de la défense ne le céda pas à la vigueur de l'attaque. La *Reine des anges*, assaillie par une troupe furieuse, devint un champ de carnage arrosé de flots de sang. Du haut des hunes, les gabiers faisaient pleuvoir une grêle de projectiles sur les assaillans, les hommes d'armes retranchés sur les châteaux échangeaient avec eux un feu nourri de mousquèterie. L'amiral, à la tête des matelots les plus aguerris, occupait le passe-avant où se concentrait l'effort de l'ennemi. Armé d'une lourde hache, son bras foudroyant traçait dans la mêlée un sillon mortel. Les cuirasses, les casques à l'épreuve, les boucliers doublés d'acier, tombaient en éclat sous ses coups. Son étonnante vigueur réalisait les hauts faits des anciens champions combattant avec l'aide des dieux. Où le danger pressait, on le voyait toujours, et le danger disparaissait devant lui, car les Anglais, stupéfaits de la puissance de ce guerrier invincible, lui laissaient le champ libre et allaient chercher ailleurs des adversaires moins redoutables.

D'Albret, témoin des ravages que l'amiral causait parmi les siens, d'Albret confiant en sa valeur éprouvée dans cent combats, pensa l'arrêter aisément. Il courut à lui en brandissant son épée et l'attaqua avec fureur. Joscius, d'un revers, fit voler son cimier et la violence du coup abattit le comte à ses pieds, mais, en tombant, il retira de l'armure de l'amiral son épée ensanglantée. Le charme était rompu ; la blessure du chevalier, jusqu'alors invulnérable, appela sur lui toute la rage des Anglais, altérés d'une juste vengeance. Assailli de toutes parts, en butte à tous les coups, Joscius saignant et épuisé, allait, malgré ses exploits, être écrasé sous le nombre, quand le capitaine des Allemands, sautant du haut du gaillard, accourut le dégager. Sa présence fit changer la face du combat, Joscius, rassemblant ses forces, prit de nouveau l'offensive. Son cri de guerre, répété par les hommes d'armes de Cap-Sizun et les marins, détermina la victoire. Les Anglais repoussés partout, culbutés en même temps des gaillards et du passe-avant, se réfugièrent à bord de leurs caravelles qui prirent la fuite, à moitié désamparées, sous le canon de la galiote.

Qui le croirait? le principal auteur de la gloire de cette journée, Joscius, seul entre tous les vainqueurs, ne partagea pas l'ivresse du triomphe. Une pensée étrange l'avait agité durant le combat, elle se retrouva plus intense après la victoire. C'était un doute cuisant inspiré par l'histoire d'Hervé...

---

# XXI.

La nuit descendait sur les contrées sauvages qui s'étendent à l'ouest de Quimper. Entre les clochers solitaires de Peumerit et de Meillard, au sein des plaines désolées sur lesquelles rôdaient déjà le hibou sinistre et le loup, à la lueur du jour mourant, un chevalier, revêtu d'une brillante armure tâchée de sang et de boue, appuyait l'éperon sans relâche aux flancs de son bon coursier. Il galoppait aussi rapide que le vent, ses pieds agiles semblaient effleurer la terre, l'espace fuyait derrière lui, et l'éperon le pressait encore, car sa vitesse n'égalait pas les désirs de son cavalier. L'espace succédait à l'espace, l'horizon qui se fermait sur ses pas se déroulait incessamment : pour la pensée qui franchissait l'infini, c'était comme l'axe immobile qui se meut au centre du globe. Où courait donc celui qui sacrifiait à son impatience barbare la vie de son bon coursier ? Il allait au-devant de sa destinée pour arriver à l'heure marquée, comme le pécheur qu'un pacte impie a livré à l'ennemi des hommes. A le voir immobile sur ce cheval emporté, avec son visage pâle, et ses yeux bleus brillant d'un éclat farouche, on l'eût pris pour le spectre d'un guerrier sorti des voûtes infernales. Il passa, rapide comme le météore qui s'échappe du ciel enflammé, à travers le bourg de Meillard. Quelques vieilles femmes, courant au bruit, avancèrent la tête à leurs portes, et ne voyant rien qu'un ombre blanche qui fuyait, elles se retirèrent à la hâte, saisies d'horreur et d'épouvante, persuadées que le démon avait passé devant elles. Il parcourut ainsi une longue étendue de bruyères stériles et de bois; les villages et les clochers disparaissaient derrière lui ; les sentinelles qui gardaient les tours féodales le suivirent d'un œil craintif du haut de leurs puissants créneaux. Pauvre Joscius! comme le taureau sauvage qu'un trait mortel a frappé bondit à travers la campagne fuyant la douleur qu'il emporte, suivi partout de la vengeance du perfide Jean, au terme de sa course fougueuse c'était elle qu'il allait trouver.

---

L'austère sénéchal du château de Cap-Sizun, Becq-Meilh, assis dans la hutte de la Lovrès au milieu d'un nuage de fumée, suivait d'un œil sombre la flamme volage du chauffoir alimentée par des débris de vaisseaux. La vieille accroupie sur ses talons, à côté de son grand chien Anaoun, considérait l'horizon qui se développait devant elle. Il était triste et menaçant. Un vent d'ouest impétueux soulevait d'énormes vagues qui se brisaient à la côte avec un horrible fracas. Enez-Sizun et sa ceinture de rochers noirs disparaissaient entièrement sous les jets d'eau et les tourbillons d'écume qui bouillonnaient autour d'elle.

Une barque sous voiles apparaissait dans le lointain, telle qu'une mouette blanche que la tempête ramène à terre. En l'apercevant, les yeux gris de la Lovrès brillèrent d'un éclat sauvage; elle se leva avec ardeur et frappant dans ses mains ridées :

— *Dent eo gracz douë davedomp*! S'écria-t-elle avec un rire éclatant.

Le grave Becq-Meilh tressaillit, sa figure sombre prit l'expression du limier qui évente les traces de la bête.

— Où çà, fille du diable ? dit-il.

— Là, devant vous, à la hauteur du grand cornet.

Il porta les yeux sur le point que lui indiquait la Lovrès, et secoua la tête avec un air de dédain :

— C'était bien la peine de crier si fort pour une misérable barque.

— Que savez-vous, sénéchal ?

— Et toi, sorcière, que sais-tu ? repartit brusquement Becq-Meilh, crois-moi, fais ton salut, le diable ne veut plus de toi.

La Lovrès fut piquée au vif.

— Si je ne suis bonne à rien, que venez-vous me consulter? s'écria-t-elle d'une voix aigre; voulez-vous que d'un seul mot je fasse crouler sur vous les murs de ma pauvre maison?

A cette étrange proposition, Becq-Meilh secoua les oreilles par un mouvement involontaire, mais l'instant d'après il avait repris son sang-froid.

— Laisse-les debout, puisqu'il faudrait les relever, et marque-moi ton pouvoir d'une manière plus efficace. Les Plouhinec sont-ils défunts?

La vieille baissa la tête d'un air d'humilité.

— Il est vrai que sous l'empire de la colère j'ai pu vous promettre leur mort, mais prête à faire ce qu'il fallait pour les tuer, mon bon ange m'a éclairée... et je les ai laissés vivre...

Becq-Meilh accueillit ces paroles par un sourire d'incrédulité méprisante.

— Maître Martinet (1) t'abandonne, va, tu n'es plus bonne à rien.

— Pourtant, je peux vous prédire que jamais votre maigre corps ne reposera en terre sainte, répliqua-t-elle avec un accent prophétique; oui, vos ossemens méprisés blanchiront à la rosée, comme le lin que les ménagères étalent sur l'herbe au printemps.

— C'est un destin commun à bon nombre de guerriers, répondit Becq-Meilh froidement; au surplus, ceux qui vivront après moi sauront si tu as dit vrai.

La vieille ne l'écoutait pas, toute son attention était concentrée sur la barque.

— Bon jour de Dieu! elle entre droit comme une flèche dans les récifs de la Platte!

(1) Les sorcières nommaient familièrement le diable maître Martinet ou petit maître.

Le vent grossit, la mer est de plus en plus, sale! bonnes gens, vous aurez, sans tarder, du sable dans les oreilles! eh! non, ma foi, elleest encore sur sa quille! La main qui tient le gouvernail est sûrement inspirée de Dieu. Becq-Meilh, j'ai le pressentiment qu'il se prépare un grand coup, oui, croyezen ma parole.

— Eh! comment te croirai-je, vieille folle, répondit le sénéchal, touché de cette prédiction plus fortement qu'il n'eût voulu le montrer; quand je vins, plein d'inquiétude te consulter au sujet de madame Manfa, quelle fut ta promesse imprudente : les mauvais jours sont passés, elle va où Dieu la conduit. Cependant, sorcière maudite, tu sais, si depuis son retour, les présages effrayans qui éclatent autour de nous sont d'accord avec tes promesses? dis, fille d'une race dégradée, est-ce en signe d'allégresse que l'esprit du North-Man a paru sur la grande tour? Est-ce pour nous convier à la joie que le Cariqell-an-Nankou roule toutes les nuits aux alentours? toi-même, aujourd'hui, ne partages-tu pas mes alarmes?

— Il est vrai, il est trop vrai! dit la Lovrès d'une voix sourde.

— Vierge immaculée! est-ce là le prix de mes bienfaits? s'écria Becq-Meilh avec force; est-ce pour t'entendre annoncer les désastres qui nous menacent que je t'ai sauvée trois fois de la corde et du bûcher? Va, je t'abandonne à ton sort, vieille chouette dont la voix sinistre prédit le mal sans pouvoir le conjurer.

— Si je prédis le mal, un autre le réalise, répondit-elle d'un ton sec; oui, Becq-Meilh, regardez-moi, c'est à vous que je m'adresse, et votre conscience sait pourquoi.

Le sénéchal frissonna.

— Tu te moques, Lovrès, dit-il en détournant les yeux.

— Pourquoi feindre avec moi qui lis dans votre pensée ; je vous parle du marin que monseigneur avait confié à vos soins la nuit du naufrage anglais.

— Eh bien? dit Becq-Meilh d'une voix sourde.

— Vous l'avez conduit au château : que s'est-il passé entre vous, je veux toujours l'ignorer, mais ce n'a pas été apparemment sans motifs que vous avez exposé à la fureur du Mor-Man celui que vous avez reçu en l'absence de Monseigneur dans sa chambre de retrait. En voulant conjurer la destinée, vous l'avez précipitée, ce sont vos ténébreuses manœvres qui sont fait échouer tous mes charmes.

Becq-Meilh était atteré, la pâleur insolite de son nez et de son menton démentait le calme apparent qu'il essayait de conserver.

— Sorcière, je ne te comprends pas, dit-il en haussant les épaules; de quel rêve viens-tu m'assourdir ?

— Ah ! c'est un rêve ! s'écria la vieille d'un ton de raillerie amère, si c'est un rêve j'en suis charmée, car les malheurs qu'il annonçait ne se réaliseront pas. — Mais, poursuivit-elle, rêve ou non si ce marin revenait.

— S'il revenait ! répéta Becq-Meilh avec saisissement.

— Oui, s'il revenait ? sénéchal ! reprit la vieille, paraîssant jouir de l'état où elle avait mis Becq-Meilh, si la mer et le Mor-Man avaient trompé votre attente ?

— C'est impossible ! dit Becq-Meilh.

— Rien n'est impossible à celui qui suscite à son gré ou appaise les élémens. La destinée doit s'accomplir ; si ce marin est mort, soyez certain Becq-Meilh que nous verrons son esprit ; ce n'est pas impunément que Joscius l'a tiré de l'eau.

—Au Diable sorcière! as-tu fini tes prédictions diaboliques? dit Becq-Meilh avec effort.

— Ecoutez! s'écria la vieille, dont les traits mobiles décelaient une forte émotion.

Le sénéchal tressaillit et prêta l'oreille inquiète.

— Ce n'est rien... le galop d'un cheval, dit-il après un instant de silence.

—Ah! ce n'est rien selon vous, que d'entendre dans les ténèbres le galop d'un cheval sur un sentier où un homme craindrait de courir en plein jour. Après l'avoir entendu, pourquoi tardez-vous encore? Le sénéchal de Cap-Sizun craint-il le courroux de son maître?

— Mon maître! répéta Becq-Meilh.

— Quel autre coursier que l'agile Demm, au pied de cerf, fournirait une pareille carrière? quel autre cavalier que le baron de Cap-Sizun n'y eût pas vidé les arçons? Allez, vous dis-je, que tardez-vous, l'esprit du North-Man vous appelle.

Becq-Meilh, fortement ému de l'accent prophétique qu'elle avait mis dans ses paroles, courut en toute hâte au château.

La Lovrès s'accroupit devant le feu, et, relevant son tablier sur sa tête, elle entama à demi-voix un chant lamentable fréquemment interrompu par des soupirs et des sanglots. Anaoun assis devant elle poussait parfois de sinistres hurlemens en témoignage de sympathie. De longues heures s'écoulèrent ainsi, la tempête était appaisée; au fracas tumultueux des flots avait succédé un roulement grave et solennel. Au loin on entendait les cris lugubres de la fresaie visitant la terre de Cleden, cent bruits étranges et effrayans attribués aux mauvais esprits qui hantaient ces solitudes. Rien ne troubla le recueillement de sa douleur. Elle resta constamment la tête sous son tablier, pleurant et chantant tour-à-tour, comme les sibyles du nord, dont elle avait les traditions. Enfin, à l'heure où l'orient blanchissait des premières lueurs de l'aurore, l'oiseau nocturne poussa trois cris prolongés au-dessus de la cabane. La Lovrès se tut à l'instant; elle essuya ses yeux en pleurs, ses traits flétris prirent une expression d'attente inquiète et mystérieuse. En même temps Anaoun tourna la tête vers la porte, en montrant ses dents menaçantes.

— Tu sens l'approche d'un étranger, dit-elle en prêtant l'oreille; sa venue m'était révélée; tais-toi mon chien, nous sommes sans force contre lui, il marche avec la destinée.

Il se passa quelques minutes sans que rien troublât le silence; la Lovrès écoutait toujours; son doigt décharné en l'air, elle paraissait pénétrer les profondeurs de l'avenir. Enfin la marche de l'arrivant, qu'un sens intime plutôt que l'ouïe avait dû lui annoncer, commença à se faire entendre; il s'avançait directement vers la cabane, guidé par le feu du chauffoir. Bientôt il parut sur le seuil, dans la personne du jeune maître, le digne Hervé Primoguet.

— Eh! bonjour la mère, dit-il, de son ton franc et décidé; vous voilà levée de bonne heure, c'est à peine si le soleil range à ouvrir ses écoutilles.

— Et vous, mon beau fils, dit-elle, sans manifester aucune surprise à sa vue; vous avez donc une forte journé à faire, pour la commencer si matin ?

— Je continue celle d'hier, répondit Hervé, en prenant l'escabeau boiteux sur lequel la jeune châtelaine s'était assise lors de sa visite au Clandy, et l'avançant devant le feu.

— Auriez-vous passé la nuit sur notre terre de Cléden ?

— Je l'ai passée dans le raz, et si Notre-dame-de-bon-Secours n'eût pas envoyé une embellie ce matin, j'eusse été la finir dans la baie des Trépassés.

— C'est vous qui montiez la barque, que j'ai aperçue hier au soir ?

— Vous avez vu mon brigantin, n'est-ce pas qu'il se comporte assez joliment à la mer ?

— Vous avez là une bien belle chaîne, me permettez-vous de la voir ?

— A votre aise, ma mie, dit Hervé, en lui passant ses insignes.

Elle y jeta un coup-d'œil et la remettant au marin.

— Un beau bijou et d'un bon prix, j'ai vu une chaîne toute semblable, il n'y a pas bien long-temps, au cou d'un marin naufragé.

— C'est lui, dit-elle à part, hélas son retour

annonce que les temps sont arrivés. Joscius, Joscius, quand tu arrêtas mon bras prêt à lui fracasser la tête, je t'avertis qu'il t'en arriverait malheur, l'évènement n'aura pas tardé ! ...

— Dites-moi la mère, reprit Hervé, savez-vous si je suis loin du château de Cap-Sizun ?

La vieille leva les yeux au ciel :

— Vous voulez y aller mon fils ?

— Oui dà, j'ai affaire à sa seigneurie l'amiral.

— A l'amiral ! répéta-t-elle, en joignant les mains d'un air de résignation ?

— Et pourquoi non, s'il vous plaît, dit Hervé, surpris du mouvement de la vieille.

— J'en suis fâchée pour vous, mais vous ne le trouverez point, il est bien loin à cette heure.

—Vous êtes mal informée, ma mie, sa seigneurie a dû arriver hier au soir...

— Vous en êtes sûr? dit-elle.

— Du moins on me l'a dit à bord de la *Reine des anges*, ce qui fait que j'ai continué ma route pour le venir rejoindre ici. — Mais je m'amuse à jaser, et sa seigneurie doit être impatiente de me voir.

— Oui, comme on l'est de voir la mort, murmura-t-elle avec douleur.

— Mettez-moi dans mon chemin.

— Attendez que le jour se lève, il sera toujours assez temps.

— La nuit ou le jour tout m'est bon.

Elle le regarda fixement.

— Oui, pour nous autres, la nuit n'a point de ténèbres.

— Comment! nous autres, dit Hervé, vous n'êtes pas marin que je pense.

— Les marins n'y voient pas aussi clair que les esprits.

Le jeune maître fit un mouvement et regarda autour de lui avec une sorte d'inquiétude.

— Attendez que le soleil soit levé, pour me parler de ces choses-là...

— Pourquoi cherchez-vous à dissimuler avec moi, vous devez bien me connaître?...

— Moi! s'écria Hervé, le ciel me soit fermé si je vous ai jamais vue...

— N'importe, moi je vous connais bien...

— A moins que vous n'ayez commerce avec ceux qu'il ne convient pas de nommer...

— Avec ceux qui vous ressemblent...

Le marin la regarda non sans une secrète terreur.

— Ah ça! la mère, pour qui donc me prenez-vous?

— Vous êtes l'esprit d'un marin, trépassé il y a quinze jours, à la suite d'un grand naufrage. Vous voyez que, sous son enveloppe grossière, mon pauvre esprit est déjà illuminé.

— En me prenant pour un follet, vous n'en donnez pas la preuve, répondit Hervé en souriant; grâce à Dieu je suis bien vivant, et mon âme et mon corps font trop bon ménage ensemble, pour penser à se séparer.

— Sérieusement, espérez-vous m'abuser avec ces paroles en l'air? répondit la Lovrès, entêtée dans son opinion; que vous sert de dissimuler avec moi qui lis dans votre pensée?

— Ah! par exemple! fit le jeune maître.

— Voulez-vous en avoir la preuve? dites, mon beau fils, vous parlerai-je du naufrage à la suite duquel vous avez été mystérieusement introduit dans un château, et de là exposé sur un rocher pour être la proie du Mor-Man... Eh bien! douterez-vous encore? poursuivit-elle, avec un air de triomphe inspiré par l'émotion du marin; ça, mon beau fils, faites-vous connaître, le feu de mon chauffoir a brillé toute la nuit pour vous, car votre apparition sur notre terre de Cléden m'avait été annoncée, et vous n'auriez pas voulu manquer d'égards envers moi, au point de paraître au pays sans me venir rendre visite.

Hervé était confondu. En entendant la Lovrès faire cette allusion directe au merveilleux évènement qui avait laissé de si profondes traces dans sa vie; il espéra, plein d'une indicible émotion, de voir enfin s'éclaircir le mystère de cette nuit unique. Mais la réflexion lui représenta aussitôt qu'il était dupe d'un vain espoir. Pouvait-il douter encore que ces évènemens prodigieux eussent été accomplis sous l'inspiration du démon, quand ils lui étaient rappelés, d'une manière si inattendue, par cette vieille femme, qui ne pouvait en devoir la connaissance qu'à ses coupables sortiléges ? Redoutant tout de la malice de cet être malfaisant, le digne marin secoua ses pieds sur le seuil de la cabane, et s'éloigna rapidement sans écouter la Lovrès qui lui criait de revenir.

— C'est fini, il n'a pas détourné la tête, dit-elle en le perdant de vue : sotte que je suis, d'avoir voulu l'arrêter quand la destinée le conduit.

En faisant cette réflexion, elle gravit une roche escarpée qui s'élevait au-dessus de sa cabane, et là, assise au sommet, les mains jointes sur ses genoux, attentive et recueillie, elle demeura immobile les yeux fixés obstinément sur la haute tour de North-Man.

Le jour était levé, mais le soleil ne brillait point ; d'épais nuages gris roulaient dans le ciel attristé ; les brumes marines s'étendaient comme un voile de deuil sur cette âpre terre de Cléden ; les frimats avaient desséché la maigre verdure des vallons ; le sable aride et le granit éternel y régnaient souverainement. Le château de Cap-Sizun, sombre et puissant édifice dont les murailles immuables avaient lassé les tempêtes, farouche gardien, dominait sur cet horizon funèbre.

Le jeune maître ressentit vivement l'impression qu'un tel spectacle était bien fait pour susciter. Seul, au milieu de cette nature désolée, il éprouva un sentiment inouï de tristesse et de recueillement qui l'accompagna jusqu'aux approches du château. En présence de l'antique séjour des anciens rois de la mer, tout s'effaça devant leur glorieux souvenir, et pénétré d'admiration pour les hauts faits des fiers pirates, dont les cendres reposaient à l'ombre de leur bannière, il inclina la tête en signe d'hommage à leur mémoire. Pourquoi, en cet instant suprême, ne put-il voir leurs froides dépouilles, objet de sa vénération, au bruit de ses pas se soulever indignées au fond de leurs sépultures.

Les sentinelles qui veillaient à la barbacane le laissèrent librement passer : de tout temps les marins, nationaux et étrangers, avaient eu un accès facile dans le château des Ar-Moric'h. Il arriva ainsi jusqu'au centre de la grande cour, occupé par des soudards, des varlets et des manans, dont la contenance annonçait l'inquiétude et la tristesse. Les conversations étaient rares et se passaient à voix basse ; la plupart, réfléchis et silencieux, se tenaient à l'écart ; d'autres, réunis en groupes, marchaient gravement sans parler.

Hervé, inconnu de tous, fit le tour des bâtimens et circula parmi les groupes sans que personne le remarquât. Voyant que sa chaîne d'argent fastueusement offerte aux regards et sa qualité d'étranger attiraient si peu l'attention, il prit le parti de s'annoncer directement.

— Maître, dit-il en abordant avec le ton dégagé convenable à son importance un écuyer qui passait, faites-moi l'amitié de me conduire sur-le-champ auprès de sa seigneurie.

A cette demande, l'écuyer, fronçant les sourcils, le toisa des pieds à la tête et lui tourna froidement le dos sans daigner répondre autrement.

— Mon sot! s'écria Hervé, outré de cette impertinence, n'était la livrée que tu portes, je te donnerais sur ces pavés une leçon de savoir vivre.

L'écuyer dut bien l'entendre; mais, tout absorbé en lui-même, il ne s'arrêta pas à relever ce propos.

Hervé, un peu déconcerté, et craignant de s'exposer à une réception de ce genre, cherchа des yeux dans les groupes une figure qui lui promît un plus favorable accueil. Il choisit, après un mûr examen, une vieille femme qu'il avisa dans un coin, assise sur un montoir de pierre. — D'une femme, c'est bien le diable si je n'obtiens pas de réponse.

— La mère, ma mie, dit-il en prenant un air insinuant, me diriez-vous à qui je pourrais m'adresser pour parler à sa seigneurie?

La vieille remua les lèvres, mais elle ne parla pas; elle leva les yeux et les mains au ciel et se prit à sangloter.

— Allons, je suis bien tombé, dit Hervé au comble de l'étonnement; faut croire qu'un mauvais grain a passé sur ces parages; j'aurai plutôt fait de me mettre en route sans pilote.

En conséquence, notre marin pénétra résolument dans le château, persuadé qu'il ne pouvait pas manquer que d'être bien accueilli en annonçant à l'amiral l'heureuse nouvelle de l'arrivée d'Anne à Quimper.

La grande salle était déserte ; il la traversa rapidement sans s'arrêter à admirer les richesses qu'elle renfermait, et prit un long corridor qui le conduisit dans une salle basse voûtée dont la croisée, bizarrement sculptée, ouvrait sur la cour. Surpris de ne rencontrer personne dans ces appartemens, au milieu desquels il se trouvait comme égaré, le jeune maître, voyant ouvertes plusieurs autres salles de plein pied, hésita avant d'y entrer, et son œil inquiet se porta autour de lui : il tressaillit, et son cœur battit avec force. Cette salle lui rappelait celle où il était entré, sur les pas de son démon, à la sortie du souterrain... Mais il eût rougi de s'arrêter à cette pensée ; et réprimant aussitôt l'émotion qu'elle avait fait naître, il passa outre hardiment. Trois salles semblables à celle qu'il quittait s'offrirent successivement à lui ; elles étaient désertes et sombres... Malgré soi, il se rappela avoir ainsi traversé trois salles à la suite de son démon, trois salles désertes et sombres aussi : ceci expliquait la ressemblance qu'il leur trouvait. Après elles était un escalier fastueux éclairé par une lampe d'argent...... Ici un couloir étroit servait d'issue à ces salles. En poussant une porte pratiquée dans la boiserie, il eût retrouvé l'escalier ; mais il suivit le couloir ; et surpris de plus en plus de la solitude qui régnait dans le château, inquiet et mal à l'aise dans ces appartemens déserts, tressaillant au bruit de ses pas que répétait l'écho de ces voûtes solitaires, il marcha avec vitesse, se glissant le long des murs, comme un larron qui craint d'être surpris. Au bout du corridor un escalier se présenta ; Hervé hésita de nouveau. De quel droit entrait-il ainsi dans le château de l'amiral sans y être autorisé?... Il fut près de retourner; mais, considérant l'accueil que ses demandes avaient reçu, l'inquiétude où devait être l'amiral sur le sort de la duchesse, il se décida à poursuivre : aussi bien eut-il été embarrassé de revenir sur ses pas. Il monta l'escalier... Là, ses jambes tremblantes faillirent se dérober sous lui. Était-ce une illusion, un jeu bizarre de son esprit, ou devait-il en croire ses yeux? Il voyait l'escalier somptueux et la lampe d'argent, et la longue galerie ornée de trophées d'armes... Troublé et palpitant, le jeune marin se détourna...... O prodige! derrière lui était la porte ouvrant sur la chambre du souper, et plus loin, au fond de la galerie, le porche de menuiserie élabourée qu'il avait vu s'ouvrir et se fermer pour lui!...

## XXII.

L'ordre des évènemens me force de suspendre mon récit pour accompagner Becq-Meilh à sa sortie du clandy.

En arrivant au château, il trouva que la Lovrès avait dit vrai, Joscius était arrivé.... mais en quel état grand Dieu! Quels présages funestes avaient signalé son retour!...

L'agile Demm s'était abattu en traversant le pont-levis, Joscius saignant et brisé était étendu sur les dalles de la barbacane, près de son coursier expirant. Le généreux animal soulevait encore sa tête mourante vers son maître, pour lui dire un dernier adieu.., tel fut le spectacle affreux qui se présenta à Becq-Meilh. Saisi de consternation, il contempla Joscius d'un œil hagard, sans penser à le secourir; on eût dit que le même coup les avait frappés tous deux. Mais l'amiral vivait encore, en apercevant Becq-Meilh, il repoussa les varlets qui s'empressaient autour de lui, et l'appela à son aide.

— Mon maître, oh! mon maître! dit Becq-Meilh.

Et se penchant vers Joscius avec l'amour et la sollicitude d'une mère, il le souleva dans ses bras.

L'amiral était brisé par la violence de sa

chute. Son armure faussée macérait ses chairs, son sang coulait abondamment par la large blessure qu'il avait reçue de d'Albret, mais le doute qui le tourmentait était plus impérieux encore.

— Manfa ? dit-il.

Toute sa pensée était exprimée dans ce mot. Le sénéchal tressaillit comme si l'ombre du marin fût apparue pour l'accuser.

— Manfa ? répéta Joscius.

Becq-Meilh s'arma d'audace.

— La ferai-je avertir ? dit-il d'un air simple.

— Elle est ici, ah ! s'écria Joscius.

Remarquant l'expression de contentement ineffable qui éclata dans les yeux de l'amiral, Becq-Meilh ajouta d'un air simple.

— Où serait-elle ailleurs, en l'absence de son époux.

L'énergie fiévreuse qui jusqu'alors avait

soutenu Joscius, se dissipa avec son doute; en recouvrant le calme ses forces l'abandonnèrent, il tomba défaillant dans les bras du sénéchal.

La nouvelle de son arrivée était parvenue à Manfa; elle accourait pleine de joie à sa rencontre, elle le trouva sans connaissance, pâle et sanglant au milieu de ses vassaux. Une fois remise du saisissement qu'elle éprouva à cette vue, la jeune femme oublia ses craintes et sa douleur pour se consacrer tout entière aux soins que réclamait Joscius. Elle ne voulut confier à personne la tâche délicate de débarrasser le blessé de la pesante armure qui comprimait ses membres; elle-même lui ôta ses vêtemens, elle appliqua des compresses imbibées d'eau vulnéraire sur les meurtrissures que lui avaient faites ses armes faussées, et posa un appareil sur sa blessure avec l'adresse d'un docte mire.

Ces premiers soins accomplis, elle s'assit au chevet du lit pour en attendre les résultats. Un assoupissement profond avait suivi sa faiblesse; son pouls était vif, sa respiration gênée; sans être désespéré, son état présentait des symptômes alarmans.

La nuit se passa ainsi; au matin, une fièvre violente détermina le réveil; le premier objet qui s'offrit à ses regards fut le doux visage de Manfa penchée vers lui avec amour. En la voyant, ses sens assoupis, plongés dans l'oubli de la vie, recouvrèrent à la fois la mémoire et le sentiment. Il pressa sur ses lèvres la main de la jeune femme enlacée dans la sienne.

— Oh! Joscius, Joscius! tu m'es rendu, murmura-t-elle.

— Pauvre amie, le ciel te protége! dit-il d'une voix entrecoupée.

— Tu souffres, mon bien-aimé, reprit-elle,

se méprenant sur la cause de cette émotion; mais, prends courage, les mires qu'on a mandés de toutes les villes voisines vont bientôt arriver; leur science et nos prières te rendront la santé.

Cet espoir qu'elle s'efforçait de lui donner était bien loin de sa pensée, et le malade lui-même ne le partageait pas.

— Où est Becq-Meilh? je voudrais lui parler.

Le grave sénéchal se montra. L'altération de ses traits révélait la cause qui l'avait tenu à l'écart. Il voulut parler, son émotion l'en empêcha, deux grosses larmes, les premières qu'il versât depuis son enfance, coulaient sur ses joues bronzées... Joscius lui tendit la main, il la baisa convulsivement et se tint raide et immobile, à deux pas du lit, dans l'attitude qui lui était familière.

— Manfa, je voudrais avoir les papiers

renfermés dans l'armoire secrète de ma chambre de retrait, ceux qui sont scellés de mes armes.

Dès qu'elle fut sortie, l'amiral fit signe à Becq-Meilh d'approcher.

— Ami, dit-il, ouvre ton sein à mes paroles, peut-être seront-elles les dernières que j'y déposerai.

— O monseigneur ! s'écria Becq-Meilh.

— Écoute sans m'interrompre. Un pressentiment m'avertit que je dois avant peu rejoindre mes pères, cette nuit j'ai vu en songe l'esprit du North-Man.

Becq-Meilh exhala un sourd gémissement, l'amiral se recueillit un moment et reprit d'une voix assurée.

— Comme un vaisseau désemparé, battu par la tempête, faisant eau de toutes parts, mon corps ne retient plus qu'à peine mon âme prête à s'échapper : né mortel, je ne me plains pas de mourir, et la seule crainte qui troublera mon heure suprême est pour l'angélique créature que le ciel m'avait accordée... Becq-Meilh, je te la confie, sois son guide et son protecteur, que ton dévouement pour ton maître se reporte après lui sur ce qu'il a de plus précieux... dis, le promets-tu?

— Sur ma vie je le promets, répondit le sénéchal.

— Je veux que la bannière du North-Man soit mon linceul, ceux qui viendront après moi ne sont pas dignes de la porter. Tu descendras mes restes dans le tombeau de mes pères, et feras sceller la pierre qui s'est ouverte pour chaque génération passée.. je suis le dernier de ma race.

— Monseigneur, s'écria Becq-Meilh, si, ce qu'à Dieu ne plaise, vous devez mourir, pourquoi perdre l'espoir de laisser après vous un héritier de votre sang?

— Hors de Dieu rien n'est éternel : la chaîne glorieuse qui reliait à son auteur la postérité du North-Man a cessé de se dérouler ; je suis le dernier anneau. — Quand tu auras rendu la sépulture à mes restes, sors de ces lieux avec Manfa, avec tous ceux qui chériront ma mémoire : laisse les autres célébrer dans l'ivresse d'une joie sordide la venue de leurs nouveaux maîtres, laisse la vengeance à ces murailles profanées... tu te rendras à la cour du roi Jean second ; les Portugais ont les marins en estime, ils accueilleront avec amour la veuve du dernier Ar-Moric'h. Les trésors, les meubles précieux et les riches dépouilles, conquis par mes ancêtres, formeront son douaire : digne du nom qu'elle porte, il témoignera sur ces plages lointaines de la puissance de ma maison.

—Monseigneur, répondit Becq-Meilh, ah ! s'il était vrai que la race de Cap-Sizun s'éteignît en vous, cherchez ailleurs qui vous survive. Si vous mourez sans hoirs, je mourrai aussi. Quand le North-Man planta ici sa bannière, un Becq-Meilh l'accompagnait ; pour le suivre dans ses courses aventureuses sur l'océan indomptable, il avait renoncé au culte de ses Dieux, il avait quitté sa patrie... en mourant il laissa un fils à l'héritier du North-Man, et depuis, comme des chiens fidèles, les Becq-Meilh sont restés attachés aux Cap-Sizun, partageant leurs travaux, leurs périls, leurs exploits, s'identifiant avec eux tels que le lierre après le chêne. Le coup qui vous frappera m'atteint.

Manfa rentrait sur ces paroles. Ses yeux inquiets interrogèrent le sénéchal, dont l'animation contrastait étrangement avec son flegme habituel.

— Venez madame, reprit-il, venez rendre à mon maître le courage et l'espoir : un seul mot de vous peut verser sur ses plaies un baume souverain ; dites-lui que sa race ne s'éteindra pas, dites-lui que le ciel vous a enfin bénie !

En ce moment, des clameurs bruyantes éclatèrent dans la cour. Joscius, qui n'avait pas les mêmes raisons que Becq-Meilh d'espérer une heureuse réponse, et qui souffrait du trouble que ces paroles hardies avaient causé à la jeune femme, ordonna au sénéchal de voir ce qui se passait.

Celui-ci se rendit à la croisée et revint immédiatement.

— Eh ! bien ? demanda Joscius.

— Les Plouhinec ! murmura Becq-Meilh d'une voix concentrée : ah ! madame, madame...

L'arrivée de ses héritiers avides excita au plus haut point l'indignation de l'amiral.

— Chasse-les ! s'écria-t-il, chasse-les, ces chiens affamés !

— Comme tels je les chasserai, répondit Becq-Meilh, la menace dans les yeux.

Manfa, en le voyant sortir, rouge et palpitante se pencha vers son époux.

— Joscius, notre allégresse sera leur châtiment, le ciel a exaucé nos vœux.

Le blessé, par un mouvement galvanique se dressa sur son séant.

— Que dis-tu ? s'écria-t-il avec force.

Becq-Meilh ouvrait la porte, l'exclamation de Joscius l'arrêta, la jeune femme entoura de ses bras caressans le cou de Joscius, et murmura dans un baiser :

— Oui cher époux, enfin je serai mère.

L'amiral secoua tristement la tête, il savait qu'elle s'abusait ; mais la force ou le courage de la détromper lui manqua. Becq-Meilh, au contraire, accueillit avec transport cette déclaration ardemment espérée; puis tout-à-coup, dans l'expression de sa joie, un cri aigu lui échappa; l'œil fixe, les cheveux hérissés, il resta frappé de stupeur : le fantôme du jeune marin, qu'il avait livré aux vagues, évoqué par les paroles de Manfa, venait de lui apparaître en ce moment solennel... Hervé était sur le seuil! Hervé, sortant d'un long rêve, trouvait réalisées les fictions merveilleuses où s'égarait sa pensée. Les êtres fantastiques avaient pris un corps, les créations fugitives revêtu une forme durable; l'éclat du jour avait déchiré le voile, la réalité succédait aux illusions! et de ces souvenirs précieux, de ces émotions palpitantes, nourries à l'ombre du mystère, il ne resta plus dans le cœur du jeune marin qu'un étonnement plein d'épouvante; car sous ces draperies splendides, où l'avait conduit une ardeur sacrilége, un homme, un maître, son seigneur, occupait la place qu'il avait profanée.

Des yeux d'Hervé, la vérité jaillit à l'esprit de Joscius. La gloire de son nom était à jamais flétrie; sa couche avait été souillée; le dernier des Ar-Moric'h devait mourir frappé d'opprobre! La nature sauvage de sa race éclata dans son désespoir. En proie aux angoisses de la mort, son regard enflammé se tourna vers le jeune marin, celui-ci frémit sous sa malédiction; il le vit tout sanglant se dresser sur son lit, agiter ses bras menaçans et retomber inanimé... Saisi de vertige et d'horreur, il s'enfuit de ces lieux maudits.

En ne le voyant plus, Becq-Meilh sortit de la stupeur où son aspect l'avait plongé; il secoua la tête et s'approcha du lit... son maître avait cessé de vivre; Manfa, privée de sentiment, gisait sur le sein d'un cadavre. Il contempla d'un œil sec ces restes chéris sans qu'un geste, une plainte trahissent son émotion. Les pensées qui l'occupaient excluaient de stériles regrets.

— Il est avec ses pères, j'irai le rejoindre; le dernier Becq-Meilh manque au dernier Cap-Sizun... O mon maître, ton serviteur ne se fera pas attendre.

Des pas bruyans retentirent dans le corridor, Becq-Meilh se détourna froidement; les deux Plouhinec entraient. Un éclair de haine farouche jaillit des yeux du sénéchal, tout son corps frémit de fureur.

— Que voulez-vous ici? cria-t-il d'une voix altérée; dites, que voulez-vous dans ce château qui vous repousse?

Audren, sans l'entendre, avait porté son premier regard vers le lit.

— L'amiral est mort; nous sommes maîtres.

Un sourire sinistre passa sur les lèvres de Becq-Meilh.

— Etrange prétention, dit-il.

— Oui-da ! sénéchal de malheur, repartit aigrement Kil-Cam, oui, maîtres, ne vous en déplaise, en vertu du testament de notre oncle Jean, que Dieu garde ! Par ainsi, videz les lieux au plus vite, je serai moi-même sénéchal; et remettez nous les clés.

Becq-Meilh tira lentement un trousseau de clés qu'il jeta aux pieds de Kil-Cam.

— Les voici, dit-il, je les abandonne ; elles ne serviront plus.

Il tourna encore un regard vers Joscius.

— Le sang du North-Man est éteint, la prophétie doit s'accomplir.

Il dit ces mots à voix basse, comme s'il se rappelait un devoir oublié, et sortit précipitamment. Il traversa la galerie à grands pas sans répondre aux vassaux inquiets qui se pressaient sur son passage. Les traits pâles et tirés, les cheveux en désordre, l'œil animé d'un feu sombre, il passa comme un spectre à travers les escaliers et les couloirs, insensible à tout ce qui l'entourait. Arrivé dans la grande salle, il alla droit au chauffoir, saisit un tison enflammé qu'il agita sur sa tête avec un rire éclatant, et, ouvrant une porte basse pratiquée derrière l'estrade seigneuriale, il disparut à tous les yeux.....

# CONCLUSION.

Hervé, suivi par la malédiction de l'amiral expirant, arriva sur le rivage sans avoir détourné la tête. La réalité qui succédait à ses doux rêves plongeait dans le vertige son esprit confondu. Comme un homme qui causerait, en y appuyant la main, la chute d'un grand édifice, il était épouvanté de l'horrible catastrophe dont le ciel l'avait fait l'agent, il sentait le besoin de fuir le lieu où elle s'était produite.

La fraîcheur du matin et le calme de la nature réagirent sur ses sens troublés. Il ralentit sa course à la vue de l'océan qui se déroulait majestueusement devant lui, et tout-à-coup il s'arrêta, pénétré d'une inexprimable émotion, en voyant à la face du jour la côte sinistre dont il avait conservé un si profond souvenir. Comme elle s'offrait alors sous un différent aspect! Le soleil, sortant pompeusement des nuages qui obscurcissaient son lever, avait épuré le ciel; il versait des flots de lumière sur ce rivage que le jeune maître avait vu enseveli dans d'épaisses ténèbres, sur cette mer, naguère soulevée par les autans impérieux, aujourd'hui mollement ondulée sous le souffle frais du zéphyr.

En retrouvant ainsi calme et harmonieuse la même plage où la tempête implacable avait régné dans les horreurs d'une nuit profonde, touché d'un si frappant contraste, Hervé se crut encore le jouet d'une illusion. Quoi! cette grève molle tapissée d'un sable fin qui chatoyait au soleil, cette grève que la vague indolente caressait amoureusement, était celle où le ressac écumeux l'avait jeté presque sans vie? Mais le doute était impossible : témoin irrécusable, le château élevait encore ses tours sourcilleuses vers le ciel!

En ce moment le brigantin, glissant légèrement sur la nappe azurée des flots, apparut derrière l'île de Sein. Le cœur d'Hervé tressaillit : sous l'ombre de ses voiles blanches le repos lui était promis.

Il se dirigea rapidement vers le lieu où la veille il avait amarré son embarcation à l'abri d'un rocher. O surprise! à demi couchée sur les baux, dans une gracieuse nonchalance, la jeune sirène, récemment sortie de la mer, séchait aux feux du matin la longue chevelure, somptueuse parure émaillée de perles liquides, qui la couvrait sans la cacher.

A l'aspect d'Hervé, elle inclina sa tête charmante et lui fit signe d'approcher... Étonné, il s'arrêta hésitant, mais elle était si séduisante, son sourire respirait tant de douceur et d'innocence, que cette hésitation fut courte. Il sauta légèrement dans le canot et s'assit tout à côté d'elle; Mary-Morgan paraissait joyeuse de le voir; elle offrit au marin sa main brune et potelée, il la pressa avec ivresse; et l'aimable enfant, sensible à ces douces caresses qui lui étaient inconnues, leva vers lui ses lèvres roses entr'ouvertes par un sourire.

Le cri sauvage, qui dans une occasion semblable avait frappé son oreille, retentit à côté d'Hervé. Attaché au bord du canot, l'affreux Mor-Man, avide de sang, essayait de le renverser. C'en était fait du jeune marin, un trépas horrible l'attendait sous les dents aiguës du monstre, aucun pouvoir humain n'aurait pu l'y soustraire... Le ciel intervint pour lui.

Un bruit épouvantable éclata soudainement dans l'air; la terre en fut émue, la mer frémit et s'agita, les oiseaux marins arrêtèrent leur vol rapide, le monstre et la sirène disparurent dans leurs mystérieuses retraites. La haute tour de Cap-Sizun, qui avait épuisé la fureur des ouragans et usé les âges sans vieillir, venait de crouler sur sa base ; ce fier monument n'était plus qu'un monceau de ruines! La prédiction était accomplie : l'œuvre puissante du North-Man finissait avec le dernier de sa race.

Agent du destin qui l'avait conduit sur cette

côte, Hervé survivait seul aux désastres que son apparition avait suscités. L'œuvre accomplie, partant comme il était venu, il rejoignit son brigantin en donnant encore un regard à la charmante fille des mers, dont le buste gracieux et la brillante chevelure flottant sur les flots limpides lui apparurent dans l'éloignement comme un dernier souvenir.

---

# POST-FACE.

Les guerres désastreuses que la duchesse avait soutenues pour le maintien de ses droits cessèrent par son mariage avec le roi de France, Charles VIII. Au faîte de la puissance, Anne n'oublia pas l'humble marin qui l'avait servie dans de mauvais jours avec zèle et dévouement, et le brave maître se montra digne des bienfaits de sa souveraine. Tout ce qu'il promettait il le réalisa. DOM TAILLANDIER, dans son *Histoire ecclésiastique de Bretagne*, nous en fournit un témoignage que nous sommes heureux de produire.

« An 1513. — La flotte anglaise courait impunément les côtes de Bretagne, faisait des descentes, et pillait les villages situés sur le bord de la mer. Hervé Primoguet, capitaine breton qui montait *la Cordelière*, le plus gros vaisseau de France que la reine avait fait construire à Morlaix, ne put voir tranquillement les ravages que faisaient les Anglais. Il sortit avec quelques vaisseaux pour attaquer les Anglais; mais, après un combat opiniâtre, il fut obligé de se retirer, poursuivi par l'ennemi jusque dans le goulet de Brest.

» Primoguet ne perdit point courage; il radouba ses vaisseaux, sortit du port de

Brest le jour de St-Laurent, et s'avança fièrement au devant des Anglais, à la hauteur de St-Mahé. La flotte anglaise était forte de quatre-vingts voiles, et celle de Bretagne n'en avait que vingt. Malgré cette inégalité, elle soutint le choc des Anglais avec toute la bravoure possible. Primoguet fit des prodiges de valeur; il coula à fond plusieurs vaisseaux ennemis, et s'attacha à poursuivre leur amiral, appelé *la Régente d'Angleterre*. Après avoir essuyé toute sa bordée, il accrocha l'amiral, et l'on vint à l'abordage. Tandis que l'on combattait de part et d'autre avec une égale fureur, l'on jeta dans *la Cordelière* quantité de feux d'artifices qui mirent le feu à ce vaisseau, sans qu'on pût l'éteindre. Cet accident obligea les soldats et les matelots de se jeter à la mer, pour tâcher de se sauver en gagnant les autres vaisseaux. Primoguet, se voyant perdu, voulut perdre l'ennemi avec lui; il fit force de voiles, joignit l'amiral anglais et l'accrocha de nouveau. Comme il avait le dessus du vent, le feu se communiqua bien vite à *la Régente d'Angleterre*. Les deux vaisseaux furent brûlés en peu de temps sans qu'il fut possible de les secourir, les autres n'osant s'en approcher dans la crainte d'être eux-mêmes consumés par les flammes. Le brave Primoguet, voyant que le feu gagnait toujours, s'était jeté dans la mer.....

FIN DU TOME DEUXIÈME ET DERNIER.

Paris. — Cosson, imprimeur, rue S.-Germain-des-Prés, 9.

www.ingramcontent.com/pod-product-compliance
Ingram Content Group UK Ltd.
Pitfield, Milton Keynes, MK11 3LW, UK
UKHW031832260826
14628UKWH00001B/342

9 782013 574266